AF462164

L'EXPERTISE MÉDICO-LÉGALE

DANS LES CAS DE

MORT

DUE A

l'Oxyde de Carbone

PAR LE

Dr Léon MOUREAUX
Médecin stagiaire au Val-de-Grâce

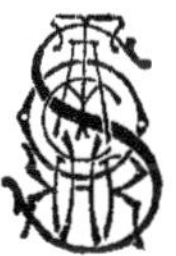

A. STORCK & Cie, IMPRIMEURS-ÉDITEURS, LYON
PARIS. 16. rue de Condé. près l'Odéon

—

1904

L'EXPERTISE MÉDICO-LÉGALE

DANS LES CAS DE

MORT DUE A L'OXYDE DE CARBONE

L'EXPERTISE MÉDICO-LÉGALE

DANS LES CAS DE

MORT

DUE A

l'Oxyde de Carbone

PAR LE

Dr Léon MOUREAUX
Médecin stagiaire au Val-de-Grâce

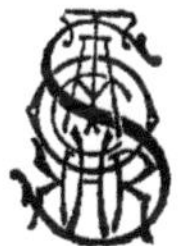

A. STORCK & Cie. IMPRIMEURS-ÉDITEURS, LYON
PARIS. 16, rue de Condé, près l'Odéon

—

1904

A MON PÈRE. — A MA MÈRE

Je dédie ces quelques pages, bien faible témoignage de ma profonde affection et de ma sincère reconnaissance.

A MES FRÈRES. — A MES SŒURS

Témoignage d'affectueux attachement.

A TOUS MES PARENTS ET AMIS

A MON PRÉSIDENT DE THÈSE

Monsieur le Professeur LACASSAGNE

Professeur de médecine légale à la Faculté
Officier de la Légion d'honneur

A M. LE DOCTEUR ÉTIENNE MARTIN

Chef des travaux pratiques au Laboratoire de médecin légale

TABLE DES MATIÈRES

INTRODUCTION

La question des asphyxies par l'oxyde de carbone soulève de jour en jour de plus complexes problèmes. En physiologie, après les immenses progrès réalisés depuis Claude Bernard, la science devient hésitante et l'on se demande si l'oxyde de carbone tue par asphyxie pure ou par empoisonnement. En hygiène, la prophylaxie la plus active paraît échouer dans la lutte contre le toxique, tant il apparaît inattendu et sous les formes les plus diverses.

Et pendant que la science hésite, les événements se précipitent. L'oxyde de carbone révèle ses méfaits tantôt bruyamment, frappant de nombreuses victimes dans des catastrophes retentissantes, tantôt sourdement, au contraire, et c'est alors la liste bien longue et pourtant incomplète des asphyxies isolées, qui à certaines époques, couvre les colonnes des journaux quotidiens. Ajoutons à cela les suicides, toujours nombreux, où les malheureux ont recours au traditionnel réchaud et l'on verra que, pour vieille qu'elle soit, la question de l'oxyde de carbone semble s'imposer de plus en plus comme une question d'actualité.

En médecine légale, son importance dérive de ces deux faits : fréquence et complexité des cas, incertitude et hésitation dans les moyens scientifiques.

Et pourtant, n'envisageant ici que l'expertise dans les cas de mort, quoi de plus simple, semble-t-il, que le rôle de l'expert ? Qu'on lise les traités classiques ou les rapports des médecins légistes : tout se borne généralement à la constatation pure et simple de l'empoisonnement. Quant à rechercher sur la victime quel a été le mode d'action du toxique, quelle est en quelque sorte la valeur de cet empoisonnement, on n'y songe pas. Et dans les questions de survie, faute de notions certaines, l'expert est livré à lui-même, il fait des expériences, rapporte celles de ses prédécesseurs, et comme à tout cela manque une base solide, un criterium indiscutable, il n'arrive pas à entraîner la conviction.

Il y a donc de grands progrès à réaliser. Au simple point de vue de la recherche et de la constatation de l'empoisonnement par l'oxyde de carbone, nous verrons toutes les lacunes des moyens actuels. Les constatations cadavériques et l'examen spectroscopique ne devront plus suffire à l'expert. Celui-ci devra désormais s'adresser à l'analyse chimique, à l'extraction des gaz du sang. C'est elle qui dans les cas douteux découvrira le poison. Mais c'est elle surtout qui nous permettra de pénétrer au fond des choses, de voir en quelque sorte la qualité de l'empoisonnement, d'établir les relations qui existent entre l'état organique de la victime et le gaz toxique, de peser ce qui, dans la mort, appartient à l'un et à l'autre, et d'en arriver, au point de vue médico-légal qui nous occupe, aux conclusions les plus importantes lorsqu'il s'agira, dans un accident, d'évaluer des responsabilités ou de régler des questions de survie.

M. le professeur Lacassagne, dans les nombreuses autopsies pratiquées chaque année au laboratoire de médecine légale de Lyon, et dans une importante question de survie où il fut appelé à donner son avis, avait en quelque sorte deviné les lacunes de l'expertise, prévu l'insuffisance des signes actuels et en particulier la nécessité de l'expertise chimique. C'est alors qu'en novembre 1902, deux autopsies pratiquées au laboratoire dans des circonstances particulières vinrent jeter un nouveau jour sur la question. A la même époque, M. le professeur Gréhant faisait connaître le résultat de ses travaux sur l'oxyde de carbone. A l'aide de la recherche de son *coefficient d'empoisonnement* appliqué aux cas précédents par MM. Lacassagne, E. Martin et Nicloux on pouvait arriver à des conclusions intéressantes. C'est l'origine de ce travail.

Pendant une année, M. le professeur Lacassagne a bien voulu nous admettre dans son laboratoire. Nous y avons pu suivre de plus près son enseignement élevé dont nous gardons une impression profonde. Nous sommes heureux de lui manifester aujourd'hui toute notre reconnaissance pour la bienveillance avec laquelle il nous a toujours accueilli et pour l'honneur qu'il nous fait en présidant notre thèse.

M. le Dr Étienne Martin, chef des travaux pratiques au laboratoire, auquel ses communications déjà nombreuses sur les divers genres d'asphyxie donnent une compétence particulière, nous a souvent aidé de ses conseils. Nous l'assurons de notre profonde gratitude.

A M. le Dr Edmond Locard qui se mit toujours à notre disposition avec une grande amabilité, nous tenons à témoigner notre respectueuse et vive sympathie.

On peut grouper sous trois chefs les principaux problèmes que comporte l'expertise médico-légale dans les cas de mort due à l'oxyde de carbone.

En premier lieu, nous nous demanderons comment il faut comprendre la mort due à l'oxyde de carbone et comment il faut la rechercher sur le cadavre.

L'empoisonnement étant reconnu, nous l'étudierons plus à fond et nous lui assignerons une valeur dans l'étude du coefficient d'empoisonnement et de ses applications.

Dans un troisième chapitre enfin, nous traiterons des importantes questions de survie.

CHAPITRE PREMIER

I

Comment comprendre la mort due à l'oxyde de carbone.

On trouve tour à tour, dans les ouvrages qui traitent de la question de l'oxyde de carbone, les termes d'asphyxie, d'empoisonnement, d'intoxication. Quel est de ces trois modes le véritable? La question intéresse l'expert. Elle l'intéresse, il est vrai, dans ses grandes lignes et nous n'entrerons pas dans les discussions savantes entre partisans de l'oxyde de carbone, poison des tissus en général et en particulier du systeme nerveux, et partisans de l'oxyde de carbone simple destructeur du champ de l'hématose par soustraction des globules sanguins.

Toutefois, il nous semble que les travaux de Haldane et de Mosso doivent désormais nous faire considérer l'oxyde de carbone comme un pur poison globulaire, immobilisant les globules rouges et produisant l'anoxyhémie. Il s'agit alors d'une véritable asphyxie au sens médico-légal du mot qui signifie simplement d'après Brouardel « la cessation de la fonction respiratoire ». « Les diverses expèces d'anoxyhémie sont identiques dans leurs effets, dit Mosso, aussi bien si la raréfaction de l'air a produit une soustraction d'oxygène que si l'atmosphère est allongée et rendue pauvre d'oxygène par l'adjonction d'un gaz indifférent comme l'hydrogène ou bien en faisant respirer de l'oxyde de carbone qui chasse l'oxygène des corpuscules sanguins. »

A l'appui de cette théorie, les expériences sont nombreuses. La suivante nous paraît inattaquable dans ses conclusions : Haldane fait respirer à des rats un mélange composé moitié d'oxyde de carbone, et moitié d'oxygène comprimé à deux atmosphères. Les rats ne meurent pas. Or, dans l'air atmosphérique, ils meurent à 0,2 pour 100 seulement. Mêmes résultats sur les chiens. Si l'on diminue la pression de l'oxygène, la mort arrive. Que se passe-t-il ? L'oxygène renfermé dans le plasma grâce à la forte pression suffit pour abolir l'action de l'oxyde de carbone. Ce dernier a pourtant été fixé par les globules rouges, car pendant l'expérience, la réaction spectroscopique est très nette.

Aussi bien, l'oxyde de carbone demeure un poison, étant un poison globulaire. Retenons qu'il immobilise les globules rouges du sang, ce qui équivaut au point de vue de la nutrition générale à une soustraction de sang, à une saignée, aboutissant enfin à la suppression de l'hématose, à l'asphyxie.

Partant de ce principe, nous envisagerons la mort par l'oxyde de carbone, de la façon suivante :

Un individu est brusquement entouré d'une atmosphère chargée du toxique. L'oxyde de carbone se fixera sur ses globules, leur enlèvera l'oxygène et au bout d'un temps plus ou moins long, l'individu succombera à une véritable *asphyxie*.

Supposons, au contraire, un autre sujet soumis quotidiennement à la respiration d'une petite quantité d'oxyde de carbone. Chaque jour, le toxique immobilisera une certaine quantité de globules, l'organisme s'épuisera dans la lutte contre ces pertes de sang répétées et succombera à une véritable *anémie*.

Enfin, il est une troisième manière de mourir par l'oxyde de carbone. C'est la *syncope* due à un réflexe bulbaire à point de départ pulmonaire. Elle se produit en général au début de la respiration des vapeurs délétères et n'oublions pas que si elle peut être mortelle, elle est quelquefois le salut. Là encore l'empoisonnement par l'oxyde de carbone se rapproche des autres genres d'asphyxie, la submersion par exemple.

De ces trois modes de mort : l'asphyxie, l'anémie, la syncope, le premier surtout intéresse l'expert et c'est sa recherche sur le cadavre que nous commencerons à étudier.

L'intoxication chronique est encore à l'étude, nous n'en parlerons pas.

Quant à la syncope, nous la retrouverons surtout à propos des questions de survie.

II

Comment rechercher et démontrer sur le cadavre l'existence de l'empoisonnement par l'oxyde de carbone.

Il sera peut-être intéressant de considérer d'abord l'ordre de succession graduelle des moyens employés à la solution de ce problème. Outre l'intérêt historique de la question, c'est aussi, comme nous allons le voir, la meilleure façon de juger de la valeur extrinsèque de ces moyens, c'est-à-dire de leur valeur relative dans l'esprit des experts.

Avant que Claude Bernard eût, par ses mémorables expériences, découvert l'oxyde de carbone dans le sang et lui eût attribué les accidents des fameuses « asphyxies par la vapeur de charbon », les auteurs recherchaient la cause de la mort et des lésions constatées bien plus dans l'air qu'avait respiré la victime que dans la victime elle-même. C'étaient des analyses compliquées de la vapeur de charbon ou du gaz d'éclairage. Analyses d'autant plus inutiles que les auteurs attribuaient les accidents aux gaz les plus variés. Le plus souvent on incriminait l'acide carbonique ; Nysten et Devergie sont les seuls qui semblent avoir pensé à l'oxyde de carbone. Puis, on recueillait les cendres du foyer et après de minutieux calculs sur la quantité de charbon qui avait dû leur donner naissance, on cherchait si, d'après le cubage de la pièce, d'une part, la situation des individus de l'autre, la vapeur de charbon pouvait bien être rendue responsable des accidents. Alors seulement on s'occupait de la victime et l'expertise se réduisait par ce fait aux simples constatations cadavériques de la levée de corps et de l'autopsie. Et tous les caractères thanatologiques des traités actuels ne sont guère que la reproduction des descriptions anciennes que nous retrouverons d'ailleurs plus loin pour en apprécier la valeur.

Vinrent les expériences de Claude Bernard : la découverte de l'oxyde de carbone dans le sang et les tissus de l'organisme. Ce fut un pas immense. On laissa de côté vapeurs et cendres et, grâce au spectroscope, grâce aux réactions chimiques et même parfois à l'analyse des gaz, l'expert put établir non plus seulement des probabilités mais une certitude, en retirant de la victime l'agent nocif lui-même. Que pourrait-on demander de plus! Nous nous permettrons alors les réflexions suivantes :

L'examen spectroscopique et l'examen chimique considérés de la sorte sont un progrès scientifique en ce sens que dans un cas déterminé on arrive à une certitude alors que sans eux on n'aurait eu que des probabilités. Mais il faut considérer autre chose. Au point de vue médico-légal proprement dit, au point de vue de la recherche de l'empoisonnement par l'oxyde de carbone sur l'ensemble des cas de mort que le médecin aura à constater, le progrès est peu sensible. C'est que ces méthodes n'ont été jusqu'ici qu'un pur complément des constatations cadavériques qui seules semblent encore à l'heure actuelle attirer l'attention de l'expert et sans lesquelles on ne soupçonne pas d'habitude l'empoisonnement par l'oxyde de carbone.

En résumé, on fait d'ordinaire le diagnostic de mort due à l'oxyde de carbone grâce aux constatations cadavériques et l'on confirme son diagnostic par l'examen spectroscopique et les réactions chimiques. Quant à l'extraction des gaz du sang, elle semble être dans l'esprit des experts une simple curiosité scientifique, sans application vraiment directe à la médecine légale.

En somme, devant le problème de la recherche et de la constatation de l'asphyxie par l'oxyde de carbone, nous nous trouvons en face des moyens suivants :

1° Les constatations cadavériques :

2° L'examen du sang, soit au spectroscope, soit à l'aide des réactions chimiques ;

3° L'analyse chimique du sang.

Il nous reste à étudier successivement chacun de ces moyens afin de juger leur valeur scientifique et de déterminer les conclusions auxquelles ils peuvent aboutir.

Les constatations cadavériques.

Nous avons vu qu'autrefois elles étaient, en somme, toute l'expertise, et qu'actuellement elles en sont réellement la base. Si l'on se demande d'où leur vient toute la valeur qu'on y attache, on a l'impression qu'elle tient au fait suivant. C'est que dans les accidents divers où la mort est de façon avérée attribuée à l'oxyde de carbone, dans ces grandes catastrophes telles que fut l'incendie de l'Opéra-Comique ou telle qu'a été celle plus récente du Métropolitain, dans ces asphyxies excessivement rapides, où le gaz toxique est bien en quelque sorte sous pression, mais où la chaleur et le feu ajoutent leur empreinte, les victimes présentent pour la plupart le même aspect :

Ce sont ces faces noires et rouges, boursouflées, prêtes à crever, disait un journaliste, aux yeux sortis, avec aux lèvres et aux narines un champignon de mousse sanguinolente. Un piqueté hémorragique s'étend sur le cou, sur la poitrine, à la racine des cuisses. A l'autopsie, on trouve un sang liquide, rutilant et des organes congestionnés.

Tel est, en un court résumé, le tableau qu'on se représente volontiers du cadavre ayant succombé à l'action de l'oxyde de carbone. Mais combien plus complexes sont les phénomènes dans la majorité des cas ! Rien n'est plus suggestif à ce sujet que l'étude des différents auteurs. Pour mettre un peu d'ordre dans notre exposé, nous étudierons successivement les constatations de la levée de corps et celles de l'autopsie.

Le premier caractère constaté à la levée de corps est généralement l'attitude calme de la victime qui semble endormie et ne paraît pas avoir souffert. « Dans nos expertises, dit Brouardel, nous nous trouvons en face d'individus qui sont morts dans leur lit, sans que rien soit dérangé autour d'eux. » Mais les cas ne sont pas rares, tel celui que rapporte de Nobele, où les vêtements et couvertures des victimes étaient complètement déchirés, « ce qui fait penser qu'avant de mourir, les malheureux avaient eu des convulsions. »

Les lividités cadavériques présentent une coloration spéciale que tous les auteurs s'accordent à trouver caractéristique. Mais quand il s'agit de la définir, nous voyons que pour Orfila elle est violette, pour la plupart des experts elle est rose vermeil, pour d'autres enfin, tels que Taylor, le corps est entièrement pâle avec quelques taches d'un rose vermeil indépendantes du décubitus. Ce sont ces taches qu'on trouve signalées partout et qui sont considérées comme un des éléments les plus importants du diagnostic. Brouardel les compare aux plaques de la scarlatine. Leur lieu d'élection est la poitrine, la face interne des cuisses. Mais outre qu'on ne s'entend pas très bien sur leur coloration, leur valeur est loin d'être pathognomonique, ainsi que le fait remarquer M. Étienne Martin. En hiver, dit-il, on peut les trouver sur la plupart des cadavres, plus spécialement chez les individus morts de froid. Et n'est-il pas des noyés ayant peu séjourné dans l'eau qui présentent absolument l'aspect que nous venons de décrire ?

Nous pourrions continuer à plaisir les descriptions contradictoires des différents auteurs. C'est ainsi que pour Orfila, « le visage est plus gonflé qu'aucune autre partie, est plus rouge qu'à l'ordinaire : les yeux sont vifs et luisants ; les lèvres sont vermeilles ». Dans une observation de Devergie, au contraire, « la face est pâle, non tuméfiée, les lèvres décolorées et minces ». Et c'est également l'opinion professée par Taylor et Legrand du Saulle. Et dans Brouardel : « les lèvres restent rouges, les joues conservent leur teinte rosée. C'est ainsi que lors de l'incendie de l'Opéra-Comique, deux jeunes filles mortes asphyxiées conservèrent pendant sept ou huit jours une apparence de vie telle qu'on eut quelque peine à convaincre leurs parents qu'il s'agissait de tout autre chose que d'un état cataleptique. »

Mêmes contradictions en ce qui concerne le relâchement des sphincters. « Devergie insistait beaucoup, dit Brouardel, sur le relâchement des sphinters. Ce signe, auquel il accordait une très grande valeur, a été le sujet de longues discussions entre Orfila et Devergie et entre Tardieu et Devergie. Le relâchement des sphincters est d'après mes observations tout à fait exceptionnel. » La présence de sperme au méat, de matières fécales à l'anus et enfin l'existence des vomissements sont des caractères très inconstants.

Restent trois constatations de la levée de corps sur lesquelles on a beaucoup insisté, surtout dans ces derniers temps. Nous voulons parler de la rigidité cadavérique accentuée, de la putréfaction retardée et de la conservation de la chaleur des cadavres.

La rigidité cadavérique précoce et durable a été souvent donnée comme signe constant. Mais là encore si Briand signale une raideur tétanique immédiatement après la mort, Orfila la donne très tardive. Quant à la putréfaction, elle n'est pas toujours retardée. Déjà Legrand du Saulle attirait l'attention sur l'importance des variations individuelles et le fait suivant rapporté par Mayer (d'Heilsberg) en 1886 est des plus démonstratifs. Dans une asphyxie de deux vieillards de soixante-douze et soixante-cinq ans, morts dans les mêmes circonstances, on trouvait des différences tellement notables que, dit-il, si les signes fournis par l'examen de la femme correspondent à une mort datant de vingt-quatre à trente-six heures, on pourrait faire remonter à une époque de quatorze à vingt jours le décès de l'homme.

Nous pensons que ces deux phénomènes, rigidité et putréfaction, sont, dans la mort par l'oxyde de carbone, soumis, à peu de chose près, aux lois habituelles qui les régissent. Si la victime a supporté une grande fatigue avant de mourir, par exemple, la putréfaction sera avancée, et si nos souvenirs sont exacts, il nous semble qu'on a signalé ce fait sur les victimes de la catastrophe récente du Métropolitain.

Quant à la conservation de la chaleur sur les cadavres, c'est un fait intéressant, encore à l'étude. Un point d'abord essentiel, c'est la distinction entre la température de la périphérie et la température rectale. C'est cette dernière seule, bien entendu, dont il faut tenir compte.

D'après les conclusions du rapport de de Nobele, la température générale du corps doit augmenter dans les derniers moments de la vie.

Nous en arrivons à l'autopsie :

Quel est l'état du sang ? Telle est, d'après la lecture des traités classiques, la principale préoccupation des auteurs. Sa consistance d'abord : Devergie nous donne une première observation où le sang est entièrement coagulé et consistant. En comprimant la veine cave inférieure, « il sort, dit-il, comme un cylindre ». A la même page, autre observation où le sang est parfaitement fluide. Et Devergie signale lui-même ces contradictions sans les expliquer.

Les autres auteurs peuvent être partagés en deux groupes : les uns, et c'est la majorité, tels qu'Orfila, Taylor, Legrand du Saulle, Coutagne, Brouardel et le professeur Lacassagne, insistent sur la fluidité du sang ; les autres, avec Briand, Tourdes, Lancereaux, affirment que « la coagulation du sang s'ajoute à la couleur comme caractère spécifique et que les caillots sont accumulés non seulement dans le cœur, mais dans l'aorte et les grosses veines (Tourdes). »

Nous ne serons pas plus heureux pour la couleur. Nous trouvons, en effet, toutes les variétés depuis le sang noir jusqu'au rouge groseille en passant par le brun (Nysten et Devergie), le rouge pourpre et le rouge vermeil, rutilant comme le sang artériel (Brouardel). Nous aurions tort d'oublier « la teinte rouge spéciale » de certains auteurs plus prudents.

Quant à l'état des organes, on s'accorde généralement à les trouver congestionnés. L'appareil respiratoire est surtout atteint et M. le professeur Lacassagne a décrit cet « œdème carminé » souvent si caractéristique. Brouardel dit aussi que « les artérioles et les veinules du poumon sont gorgées de petits boudins formés par l'agglomération des globules sanguins déformés ; par pression, les coupes de tissu pulmonaire laissent échapper ces boudins, qui présentent un aspect vermiculaire caractéristique ».

Le tube digestif peut présenter sur toute sa longueur des dilatations vasculaires dessinant parfois d'élégants réseaux avec une série variable d'ecchymoses. Enfin, l'estomac est fréquemment rempli d'aliments non digérés.

Du côté du système nerveux, notons la constatation fréquente d'un piqueté hémorragique. Récemment (*Semaine médicale*, 14 octobre 1903), M. Bard signalait à propos des colorations du liquide céphalo-rachidien d'origine hémorragique, le cas d'une intoxication par le gaz d'éclairage où l'autopsie a révélé des hémorragies miliaires multiples.

Tel est le tableau à peu près complet des constatations cadavériques qu'on peut relever dans les différents auteurs au sujet de l'empoisonnement aigu ou mieux, ainsi que nous l'avons dit, de l'asphyxie par l'oxyde de carbone.

Au milieu de toutes ces contradictions, de toutes ces divergences, variant avec chaque cas particulier, on ne peut s'empêcher de conclure, comme le faisait déjà Legrand du Saulle, « ces signes n'ont rien de caractéristique ». Bien plus, de même qu'on tend aujourd'hui, après les travaux de Haldane et de Mosso, à faire des symptômes cliniques uniquement des symptômes asphyxiques, de même sur le cadavre, on doit reconnaître qu'il ne s'agit en somme que des syndromes variés de l'asphyxie en général. Devergie ne commence-t-il pas ainsi la description de l'autopsie en disant : « Les altérations que l'on observe après la mort par asphyxie provenant du charbon sont celles que nous avons données comme type de la mort par asphyxie en faisant l'histoire des asphyxies en général. Coutagne dit aussi : « Les lésions internes sont celles de l'asphyxie. »

Et cela est si vrai que nous trouvons à la suite d'une observation d'un auteur la conclusion suivante : « Ces constatations (il s'agit des signes cadavériques) jointes aux circonstances du cas permettaient le diagnostic d'intoxication par l'oxyde de carbone. » Les circonstances du cas consistant dans le fait qu'un réchaud avait été trouvé allumé dans la chambre de la victime, on voit que c'est en somme le réchaud qui déterminait le diagnostic et nous n'insisterons pas sur de tels procédés scientifiques.

Mais allons plus avant. Ces lésions si vagues, si insuffisantes qu'elles soient, existent-elles toujours ? En un mot, dans l'empoisonnement aigu par l'oxyde de carbone, l'asphyxie détermine-t-elle toujours des signes cadavériques à relever ? Non, et cela est tout à fait ignoré.

C'est le moment de donner en détail l'observation suivante, observée en novembre 1902 au laboratoire de médecine légale de Lyon et dont M. le professeur Lacassagne a su tirer, avec l'aide de MM. E. Martin et Nicloux, des conclusions intéressantes. Cette observation a déjà été publiée dans les *Archives d'anthropologie criminelle.*

Nous la donnons en détail.

OBSERVATION

Une demoiselle S.... âgée de soixante-treize ans, habitait rue Bourgelat, à Lyon, un appartement composé de deux pièces. l'une servant de chambre à coucher avec alcôve, prenant jour par une fenêtre donnant sur la cour; l'autre servant de cuisine avec une fenêtre également sur la cour. La chambre à coucher présente un cubage de 45 mètres cubes (alcôve non comprise) et la cuisine cube 18 mètres cubes.

Dans la cuisine se trouve un fourneau muni d'un tuyau de tôle. Ce dernier aboutit à la cheminée de la chambre à coucher.

Le jeudi 27 novembre 1902, la demoiselle S... est trouvée morte, étendue au pied de son lit. On appelle un médecin pour constater le décès et celui-ci, ne découvrant rien d'anormal, déclare qu'il s'agit d'une mort subite. On donne le permis d'inhumer.

Le samedi matin, entre dix et onze heures, une sœur de charité, la sœur A..., vient s'installer dans l'appartement pour veiller le cadavre et remplacer une parente de la défunte. On la trouve morte à trois heures de l'après-midi, étendue dans la cuisine.

Les témoins, vivement impressionnés, remarquèrent alors que l'orifice du fourneau de cuisine laissait échapper une fumée abondante. On percevait comme une odeur de soufre.

Au moment où nous nous rendons dans cet appartement, il n'y a pas de fumée, mais il reste dans les deux pièces, surtout dans la cuisine, une forte odeur, âcre et sulfureuse, analogue à celle produite par la combustion de la houille. Une bougie allumée introduite dans le foyer du poêle permet de constater que le tirage est renversé.

L'examen de la cheminée fait par M. Bellemain, architecte-expert, a démontré que la gaine communiquait avec celle d'une cheminée voisine par suite de la chute d'une brique formant la cloison : cette seconde gaine donnait issue aux produits de combustion d'un phare placé au premier étage de la maison.

Ces poêles à combustion lente, laissant échapper une fumée et des gaz dont le refroidissement rapide rend le tirage défectueux, on comprend qu'une voie d'appel comme celle qui s'était établie accidentellement ait permis la pénétration de la fumée dans l'appartement de la demoiselle S...

Les deux cadavres sont alors envoyés au laboratoire de médecine légale et les deux autopsies sont pratiquées le même jour, quatre-vingt-seize heures environ après la mort de Mlle S...., quarante-huit heures après la mort de la sœur A...

Cadavre de la demoiselle S...

La taille est de 1 m. 53, le poids de 61 kilos. La face est pâle, au niveau du front et de la joue gauche, légère coloration rosée.

Les yeux sont clos, le cristallin gauche est opacifié. Les conjonctives sont absolument pâles, de même que les lèvres.

Rien à signaler du côté du cou et de la poitrine. Tache verte abdominale, occupant toute la partie droite de l'abdomen.

Pas de coloration rosée à la partie supérieure des cuisses. Décubitus peu abondant, violacé, situé en arrière. Rien de particulier aux membres supérieurs.

Pas d'ecchymoses, ni de traces de violence.

Ouverture du corps. — Coloration normale des muscles. La plèvre droite contient un peu de sérosité sanglante de même que le péricarde.

Le cœur gauche contient un peu de sang en caillots noirs. Dans le cœur droit, le sang, de coloration noire, est un peu plus abondant.

Nous y trouvons deux énormes caillots d'agonie se prolongeant dans les veines caves, l'un de 14 centimètres et l'autre de 10 centimètres de longueur sur 4 centimètres de large.

L'orifice des coronaires est bien perméable.

Quelques plaques d'athérome sur l'aorte. Induration des sigmoïdes aortiques.

Les poumons n'offrent aucune coloration spéciale, aucune altération pathologique.

L'estomac contient un peu de liquide avec quelques aliments solides. La muqueuse ne porte aucune altération, de même que celle du duodénum et de l'intestin grêle.

Le rein gauche pèse 125 grammes, adhérences de la capsule, diminution de la substance corticale, tissu dur à la coupe. Rein sénile.

Le rein droit pèse 120 grammes. Sur sa grande courbure se trouve un kyste du volume d'une noix. Capsule adhérente. Substance corticale presque disparue.

Rien à signaler du côté du foie, de la rate.

Centres nerveux : adhérences de la dure-mère et du crâne excessivement marquées. L'artère basilaire n'est pas ossifiée. Pas d'épanchement dans les ventricules, ni ramollissement, ni hémorragie.

Dans le sinus longitudinal, long caillot organisé avec ramifications dans les veinules.

Docimasie hépatique positive.

Cadavre de la sœur de charité A...

La taille est de 1m56, le poids de 65 kilos. Sur tout le corps, coloration rose groseille. La muqueuse des lèvres, les conjonctives présentent la même coloration. Les yeux sont très injectés. Les pupilles sont égales. Sur le bord libre des lèvres, taches roses ponctuées.

La coloration rose s'étend par plaques sur le cou, la poitrine, les cuisses et au niveau des organes génitaux : l'ouverture du vagin et l'hymen sont d'un rouge carminé très marqué.

Pas de vomissements. Sortie abondante de matières fécales.

Le décubitus est en arrière et de coloration rosée.

Ouverture du corps. — Les muscles sont roses et le sang qui transsude de leur section est carminé. Entre le grand et le petit pectoral gauches à trois travers de doigt au-dessous de la clavicule, se trouve une ecchymose de la largeur de la paume de la main. Sang coagulé et infiltré dans les mailles du tissu cellulaire. (Le sang de cette ecchymose avait été prélevé pour être soumis à l'examen spectroscopique, puis à la suite d'une erreur il a été mélangé avec d'autre sang.)

Le péricarde et les plèvres ne contiennent pas de sérosité.

Dans les cavités du cœur, nous ne trouvons que du sang liquide de coloration rose. Le sang est en plus grande abondance à droite qu'à gauche.

L'estomac enlevé entre deux ligatures contient quelques cuillerées de liquide. Sur la muqueuse petites hémorragies punctiformes semblables à celles que nous avons signalées sur les lèvres.

La muqueuse trachéale est rosée. Les poumons sont le siège d'un œdème carminé surtout aux bases.

Pas d'ecchymoses sous-pleurales.

Le foie pèse 1.620 grammes. La docimasie hépatique est positive. Reins congestionnés. Muqueuse de l'intestin grêle rosée, sans ulcération.

Voilà donc deux cadavres bien différents soit à la levée de corps, soit à l'autopsie. Pour le second, celui de la sœur de charité, tout fait prévoir l'intoxication par l'oxyde de carbone. Pour le premier, celui de la demoiselle S... tout, au contraire, concourt à faire rejeter ce diagnostic. C'est ce qu'a fait le médecin chargé de constater le décès, c'est ce qu'on aurait pu faire à l'autopsie même, l'âge de la défunte, l'état de sclérose de l'aorte, des coronaires et des reins paraissant suffisants pour expliquer une mort subite.

Mais les examens suivants pratiqués au laboratoire de M. le Dr Nicloux : spectroscopie, analyse des gaz du sang, colorimétrie, vinrent démontrer de la façon la plus nette qu'il s'agissait bien dans les deux cas de l'intoxication oxycarbonée.

Nous retrouverons plus loin l'étude de ces examens. Contentons-nous de dire pour le moment que pour 100 centimètres cubes, le sang de la demoiselle S... contenait 13 c.c. 8 d'oxyde de carbone, et pour la même quantité celui de la sœur A..., en contenait 17 c.c. 7.

Disons également, qu'immédiatement après l'autopsie l'examen spectroscopique pratiqué par M. le Dr E. Martin avait révélé la présence du toxique dans les deux cas : mais il est certain que sans la coïncidence de la mort de la sœur de charité, qui a poussé à faire l'examen spectroscopique du sang de la demoiselle S..., presque comme épreuve de comparaison, on ne serait pas, même après l'autopsie, arrivé au véritable diagnostic.

Du fait brutal que nous venons d'énoncer, deux conclusions s'imposent :

1° Il est des intoxications rapides dues à l'oxyde de carbone dans lesquelles la mort arrive sans que le cadavre présente aucun des signes que nous avons signalés plus haut. Ce fait est indiscutable ; nous ne croyons pas qu'il ait jamais été signalé. Et comme le font remarquer MM. Lacassagne et E. Martin : « Il y a non seulement des pendus blancs et des pendus bleus, mais des intoxiqués roses et des intoxiqués blancs. »

On pourrait peut-être soulever une objection et donner une explication des faits en invoquant la date plus ou moins éloignée de la mort au moment de l'autopsie. Au contraire, pour constater l'absence de signes cadavériques chez un intoxiqué par l'oxyde de carbone, il faut l'examiner immédiatement après la mort. C'est du moins l'avis de Briand : « Si l'examen du corps a lieu immédiatement, le plus souvent, la peau et les membranes muqueuses de la bouche, du nez, de la langue, au lieu d'être colorées sont pâles et présentent seulement quelques petites taches rosées. » Et enfin, les deux cadavres étaient parfaitement bien conservés, la putréfaction étant très lente à se produire, grâce sans doute à la température basse de l'époque.

2° L'autre conclusion est la suivante : parmi les morts que les médecins chargés de constater les décès qualifient de mort subite, combien n'en est-il pas qui sont des intoxications dues à l'oxyde de carbone ? Le cas de la demoiselle S... en est un exemple frappant.

Nous développerons ces deux conclusions : la première en nous occupant des susceptibilités individuelles expliquant la mort par une faible quantité de gaz toxique et coïncidant avec l'absence de signes cadavériques, la seconde en parlant des morts subites dues à l'oxyde de carbone.

Nous en arrivons à cette importante conclusion

que, si comme le dit Vibert « les signes cadavériques ne suffisent pas pour justifier une affirmation absolue d'intoxication par l'oxyde de carbone », leur absence ne suffit pas à en faire rejeter le diagnostic.

L'examen spectroscopique.

On sait que si l'on examine au spectroscope du sang normal étendu d'eau, on trouve les deux bandes caractéristiques de l'oxyhémoglobine situées entre les raies D et E du spectre, entre l'orangé et le vert foncé. Qu'on introduise dans le tube à essais un réducteur quelconque, le sulfhydrate d'ammoniaque, par exemple, l'aspect change. L'oxyhémoglobine est réduite : les deux bandes disparaissent pour faire place à une bande unique qui apparaît progressivement au milieu des deux précédentes, s'élargit et s'étend bientôt de D à E.

Or l'hémoglobine oxycarbonée présente un spectre à peu près identique à celui de l'oxyhémoglobine. Mais ce spectre résiste aux agents réducteurs et l'addition de sulfhydrate d'ammoniaque laisse intactes les deux bandes.

Tel est le principe de l'examen spectroscopique du sang dans une intoxication présumée due à l'oxyde de carbone. Cet examen présente l'avantage qu'une faible quantité de sang est nécessaire : une particule de muscle pourrait quelquefois suffire et cela est d'une importance considérable puisque Falk a montré que, dans certains cas où l'oxyde de carbone a disparu du sang, on le retrouve encore dans les tissus, notamment dans le tissu musculaire. Ce fait est d'ailleurs confirmé par les expériences récentes de MM. Camus et Pagniez (Société de biologie, juin 1903). L'examen est d'ailleurs facile, grâce au maniement simple des appareils, qu'il s'agisse du grand spectroscope, du petit spectroscope à vision directe ou de l'hématoscope d'Hénocque.

Pour augmenter la sensibilité de l'expérience, le procédé de Linossier est à recommander : au lieu de sulfhydrate d'ammoniaque, on se sert de l'hydrosulfite de soude ; ce réducteur donne plus nettement la bande de l'hémoglobine réduite.

Ajoutons enfin, que dans la plupart des cas l'expérience est nette et permet d'affirmer de façon absolue, l'empoisonnement par l'oxyde de carbone.

Il y a mieux. On peut, grâce à la quantité minime de sang nécessaire pour l'examen, en prélever dans différentes parties de l'organisme et aboutir à des conclusions parfois intéressantes pour la justice. Dans un cas, cité par Vibert, un homme avait été trouvé dans un foyer d'incendie, portant à la région précordiale une cinquantaine de coups de couteau dont quelques-uns avaient pénétré le poumon. Or, tout le sang du corps contenait en abondance de l'oxyde de carbone, à l'exception du sang épanché dans la plèvre, qui n'en contenait pas. Les blessures étaient donc antérieures à l'intoxication. Au contraire, le même auteur raconte que chez un individu qui s'était fait de violentes contusions après avoir respiré de l'oxyde de carbone et qui n'était mort que quelques heures après avoir été soustrait à l'atmosphère toxique on ne constatait plus aucune trace d'oxyde de carbone dans le sang du cœur et des vaisseaux, alors que le spectroscope démontra la présence du toxique dans le sang épanché autour des blessures.

Le spectroscope est donc un instrument précieux. On est tenté de dire avec la plupart des auteurs qu'il est l'instrument de choix, puisqu'avec lui, la recherche de l'oxyde de carbone paraît sûre, rapide, simple.

Pourtant, si tel est le cas général, il n'en est certes pas toujours ainsi. « Le spectroscope, dit Vibert dans son *Traité de toxicologie*, est parfois impuissant à déceler l'oxyde de carbone, bien que la mort ait été occasionnée par ce gaz. » Nous ne parlons pas ici du cas où la victime aurait succombé après avoir éliminé la plus grande partie ou même tout l'oxyde de carbone que renfermait son sang. Ce reproche n'est pas particulier au spectroscope et pourrait être fait à l'analyse chimique. Mais là n'est pas la question. Nous avons vu et nous établirons plus loin que certains individus présentent, soit par le fait d'un état pathologique, soit même par le fait de circonstances physiologiques, des susceptibilités plus grandes à l'intoxication par l'oxyde de carbone. Qu'arrive-t-il? C'est que chez ces personnes, le sang, après la mort, contiendra de l'oxyde de carbone, c'est vrai; mais il contiendra aussi de l'oxygène en proportion plus grande et parfois considérable.

Quand on examinera ce sang au spectroscope, on aura d'abord nettement les deux raies caractéristiques très nettes, les deux spectres de l'oxyhémoglobine et de l'hémoglobine oxycarbonée étant confondus. Après l'addition de sulfure d'ammonium, on assistera alors aux phénomènes suivants. L'oxyhémoglobine étant en proportion notable, on obtiendra un affaiblissement marqué des deux bandes et la formation d'une autre intermédiaire. Quant à l'hémoglobine oxycarbonée, elle maintiendra, il est vrai, ses deux faibles bandes primitives, mais elles passeront d'autant plus inaperçues que souvent, dans ces cas difficiles, l'absence de constatations cadavériques aura détourné l'expert de la pensée d'une intoxication oxycarbonée.

Les auteurs se sont depuis longtemps occupés de ce point délicat et ont cherché à découvrir l'oxyde de carbone au spectroscope dans des mélanges plus ou moins riches en gaz toxique. Leurs conclusions ont été des plus variables.

Pour Claude Bernard, il est nécessaire que 1/5 de l'hémoglobine du sang soit saturé par l'oxyde de carbone. Kreiss admet une proportion plus faible 9,50 p. 100. Pour M. de Saint-Martin c'est une quantité de 20 à 25 p. 100 d'hémoglobine oxycarbonée qui est nécessaire. Enfin voici les conclusions des recherches de MM. Vibert et Ogier : « Lorsque les deux tiers de l'hémoglobine du sang renferment de l'oxyde de carbone, le spectre ne se modifie pas d'une manière bien appréciable après addition de sulfhydrate d'ammoniaque. A mesure que la proportion de l'hémoglobine oxycarbonée diminue, on voit de moins en moins les deux bandes et de mieux en mieux la bande intermédiaire. Quand la proportion de l'hémoglobine oxycarbonée n'est plus que d'un sixième, nous ne pouvons, quant à nous, reconnaître nettement et sûrement après réduction, le spectre caractéristique. »

On voit par là toute l'importance du « coefficient personnel. » Mais il y mieux encore : au Congrès de Bruxelles, en 1897, M. Bergé après avoir dit que certaines combinaisons de l'hémoglobine ont les mêmes caractères que celles avec l'oxyde de carbone ainsi les effets des aldéhydes, cite le fait suivant : « Dragendorf faisant l'analyse spectrale, trouve l'identification d'un spectre d'oxyde de carbone là où il n'y en avait pas. C'était l'air qui avait agi et il y avait confusion entre les deux phénomènes. » Il ajoutait : « Dragendorf est un expérimentateur de premier ordre et s'il peut lui arriver de se tromper, que faut-il attendre de ceux qui n'ont pas sa haute notoriété, sa grande expérience et son habileté ! On nous dit que le spectroscope est absolument délicat. Je le considère comme une chose entièrement fragile. Il m'épouvante. Je voudrais peut-être une méthode moins délicate. Cette délicatesse en fait le danger. » Et M. Ogier disait encore : « Au point de vue de la sensibilité, je trouve que le spectroscope est un instrument grossier. »

Nous voilà loin de l'instrument parfait que semblait être le spectroscope. Mettons d'un côté les cas où l'oxyde de carbone est en notable quantité dans le sang ; l'examen spectroscopique est formel, mais les autres signes sont nombreux et ne laissent guère place au doute. Nous aurons alors de l'autre côté, les cas douteux, ceux qui sont vraiment intéressants, et ceux-là nécessiteront de l'expert une bien grande habileté. « Les données deviennent approximatives, dit Vibert, l'intensité de l'éclairage, la richesse de la solution sanguine, la perfection du spectroscope modifient les résultats. »

Ces considérations suffisent à rejeter toute confiance exagérée dans l'examen spectroscopique. Le spectroscope restera, il est vrai, dans la majorité des cas, l'instrument de choix, mais il était peut-être bon de rappeler qu'il n'est pas toujours le moyen « aussi prompt que facile » qui pourrait entraîner l'expert trop confiant à des interprétations erronées.

En médecine légale, il est nécessaire d'appuyer ses convictions sur des procédés plus sûrs et surtout, ainsi que le dit M. le professeur Lacassagne, « plus indépendants des sens de l'opérateur. »

Les réactions chimiques.

A l'examen spectroscopique, il est d'usage d'ajouter quelques réactions chimiques. Celles-ci sont nombreuses et simples. Qu'il nous suffise de citer celles d'Eulenberg, de Fodor, qui sont les plus connues. Mais si la valeur de ces procédés est peu discutée, leur sensibilité mérite bien des reproches, et le résultat qu'on en obtiendra surtout s'il est négatif, ne devra pas suffire à l'expert pour établir sa conviction.

Il est pourtant une réaction de découverte récente, qui certainement est appelé à rendre de grands services. C'est la réaction de Kunkel. Elle a comme avantage une grande sensibilité jointe à une facilité extrême d'exécution. Il suffit de posséder la solution suivante :

Tannin	2 gr. 50
Eau	100 gr.

(Filtrer.)

On mélange une goutte de sang dilué à une quantité égale de la précédente solution. Si le sang est normal, le coagulum qui gagne le fond du tube présente une coloration marron. Si le sang est oxycarboné, la coloration est rose vif.

Ajoutons ce caractère important que plus la réaction est vieille, plus elle est nette ; ce qui fait du petit tube à essai de l'expérimentateur comme une véritable pièce à conviction.

Au laboratoire de médecine légale de Lyon, de nombreux essais ont été faits et les résultats ont toujours été concluants.

Mais jusque-là nous n'avons pu obtenir, en somme, que des probabilités. L'oxyde de carbone ne s'est révélé à nous qu'indirectement, par des propriétés plus ou moins fixes, plus ou moins discutables. Il nous reste à démontrer l'existence du poison en isolant le poison lui-même.

C'est l'étude de l'analyse chimique qui désormais doit prendre dans l'expertise une place importante et nécessaire, non seulement pour la simple constatation de l'empoisonnement, mais surtout pour l'appréciation scientifique de sa valeur.

L'analyse chimique du sang.

L'extraction des gaz du sang est une opération délicate, qui doit être confiée à un chimiste. Il est bien évident qu'on ne peut demander au médecin expert l'habileté nécessaire qui ne peut être que le fruit d'une longue expérience. D'autant qu'il ne s'agit pas d'extraire simplement le poison, mais de le doser en arrivant à une précision absolument mathématique.

Mais si le chimiste pratique le dosage, à l'expert reste toujours le soin de recueillir le sang pour le soumettre à l'analyse. Rien de plus simple, semble-t-il ? Grave erreur !

L'oxyde de carbone, on le sait, se fixe à l'hémoglobine des globules rouges. S'il s'agissait de recueillir le sang sur un animal vivant, par exemple, rien ne serait plus simple, en effet ; la masse liquide est homogène et les procédés de défibrination sont nombreux. Mais sur le cadavre, l'étude des constatations cadavériques nous a montré combien variable est l'état du sang : ici, complètement liquide ; là, ne formant plus qu'un caillot. Et il ne faut pas oublier que les globules se détruisant après la mort, l'hémoglobine oxycarbonée passe en partie dans le sérum.

Si bien que l'analyse seule du liquide, c'est-à-dire du sérum, donnera une quantité infime de gaz toxique ; tandis qu'au contraire l'analyse des caillots produira une quantité d'oxyde de carbone bien supérieure à la réalité.

D'où ces chiffres vraiment extraordinaires qu'on trouve dans tous les auteurs et où, à côté de constatations cadavériques accentuées, on trouve à l'analyse 3 ou 4 centimètres cubes d'oxyde de carbone pour 100 centimètres cubes de sang.

« L'idéal, écrit M. Nicloux, est de prélever l'ensemble : caillot, plus sérum, dont le poids total corresponde exactement au poids de sang qui leur a donné naissance. »

Comment arriver à ce résultat !

On a proposé différents moyens : poser des ligatures au niveau de l'aorte, de l'artère pulmonaire et des veines qui se rendent aux oreillettes, puis enlever le cœur en totalité. Outre que les ligatures ne tiennent pas facilement, ce procédé ne se recommande pas par sa simplicité. M. Nicloux proposait quatre ligatures sur la veine cave inférieure : « deux supérieures, très rapprochées du foie, le plus près possible de cet organe, deux inférieures, le plus bas possible, également très rapprochées, puis deux coups de ciseaux. » La seule objection qu'on pourrait faire est que la quantité de sang ne serait peut-être pas suffisante pour l'analyse et les autres procédés d'examen.

Un moyen très simple est celui indiqué par M. le Dr Étienne Martin : « Nous préférons, dit-il, ouvrir le ventricule gauche, puis à l'aide d'une cuiller prendre le sang liquide et les caillots qui s'y trouvent. En répétant la même manœuvre pour le ventricule droit et les oreillettes, on arrive facilement à avoir la quantité de sang à utiliser. » Cette quantité doit être d'au moins 100 grammes.

Le sang étant ainsi recueilli dans un flacon, on n'a plus qu'à l'envoyer dans un laboratoire de chimie. Les petits flacons du Dr Nicoux sont d'ailleurs d'une simplicité extrême : en verre, à une seule tubulure, cylindriques, profonds de 13 à 14 centimètres et d'un diamètre de 4 centimètres.

Mais ce sang oxycarboné ainsi recueilli, ne va-t-il pas s'altérer ? Qu'on se rassure, M. le professeur Gréhant a fait l'expérience suivante : il recueille par flacons de 50 c.c. le sang d'un chien empoisonné par l'oxyde de carbone et fait des analyses successives. Après la mort de l'animal, 100 c.c. de sang contiennent 18 c.c. 4 d'oxyde de carbone. Après dix-neuf jours ils en contiennent 17 c.c. 9 et au bout de cent cinquante-sept jours, on en trouve encore la même quantité. Le sang oxycarboné se maintient donc en parfait état, quand il est retiré des vaisseaux.

Nous serons brefs sur la technique de l'extraction des gaz. La description, d'ailleurs simple, de l'appareil et de la méthode du professeur Gréhant nous entraînerait trop loin. Nous renvoyons à son ouvrage : *l'Oxyde de carbone* (Encyclopédie Léauté).

Disons seulement que les gaz du sang se dégagent au contact de l'acide phosphorique et qu'on les extrait à l'aide de la pompe à mercure. Portés alors sur la cuve profonde à mercure, on les soumet aux réactifs appropriés. Comme exemple, voici le résultat de l'analyse chimique pratiquée sur le sang des deux cadavres dont nous avons donné l'observation. (Cette analyse a été faite par M. Nicloux, qui en a donné les résultats.)

Sang de la demoiselle S...

La durée totale de l'extraction est d'une heure deux minutes.

Les gaz sont portés sur la cuve profonde à mercure et soumis à l'action des réactifs. On a successivement :

Volume total de gaz.	16 c. c.
Après la potasse	8,7
Après l'acide pyrogallique. . . .	8,3

On passe sur l'eau et on transvase dans une petite cloche très étroite de 10 c. c. On note le volume ; on trouve 8,3. On fait passer dans la cloche un petit tube contenant du chlorure cuivreux acide, et on agite très vivement ; une absorption très manifeste a lieu. On réajoute un tube de réactif cuivreux, on agite à nouveau, le volume est devenu invariable. De sorte que l'on a :

Volume avant introduction du chlorure cuivreux	8,3
Après	2,1
Oxyde de carbone.	6 c.c. 2

Ceci pour 45 c. c. de sang. Pour 100 : 13 c. c. 8.

Sang de la sœur A...

L'extraction dure une heure. On trouve :

Volume total de gaz.	19,8
Après la potasse	8,6
Après l'acide pyrogallique	8,5

On passe le gaz sur la cuve à eau et on transvase dans une cloche très étroite, de 10 c. c. On trouve :

Avant l'introduction du chlorure cuivreux acide	8,42
Après	1,3
Différence.	7,2

Ceci pour 40 c. c. de sang. Pour 100 : 17 c. c. 8.

Le contrôle de la méthode a été fait et la moindre erreur ne peut passer inaperçue.

Encore un mot à propos des caillots qu'il s'agit de liquéfier avant de les soumettre à l'analyse. M. Nicloux nous en expose la technique : « Le sérum, s'il est coloré, est mis à part ; le caillot est placé dans un verre à expérience, dilacéré grossièrement avec des ciseaux, un jet de pissette enlève aux ciseaux toute trace de caillots qui pourraient y être fixés. Le tout est jeté sur un petit carré de toile de lin de 15 centimètres de côté environ, placé sur un entonnoir : un liquide s'écoule, on le recueille. Ceci fait, on prend les bords de la toile réunis dans la main gauche et on effectue, avec la main droite qui tient une pince de bois saisissant le linge, une torsion qui force l'écoulement, grâce à la pression progressive développée, d'abord du liquide en excès, puis des globules mélangés d'un peu de fibrine. Finalement, il ne reste plus sur la toile que la plus grande partie de la fibrine. On lave et on tord de nouveau et cela jusqu'à ce que la toile et le liquide de lavage soient incolores ou à peine colorés en rose. Le tout, sérum, liquide d'expression, eaux de lavage est réuni et introduit dans le ballon vide, contenant l'acide phosphorique (volume égal à celui du sang). »

Le contrôle de cette méthode a été fait en opérant sur du sang de chien, soit oxalaté, soit abandonné à la coagulation et M. Nicloux a trouvé dans les deux cas un chiffre à peu près équivalent de CO pour 100.

Telle doit être l'analyse chimique. Après les incertitudes et les lacunes des constatations cadavériques et de l'examen spectroscopique, nous nous trouvons enfin en présence d'un procédé rigoureusement sûr, à l'abri de toute critique et dont le contrôle a la précision d'une opération mathématique.

Le médecin expert hésite-t-il dans son diagnostic ? L'extraction des gaz lèvera tous les doutes. Mais surtout, et ce sera l'objet du chapitre suivant, elle lui permettra d'assigner une valeur à l'empoisonnement, de le désigner par un chiffre, introduisant, au point de vue médico-judiciaire, un criterium indiscutable dans les questions de responsabilité ou dans celles de survie.

CHAPITRE II

L'analyse chimique a révélé la présence du toxique. Dans bien des cas, on pourrait, à la rigueur, s'en tenir là. Mais, s'agit-il d'un fait délicat, s'agit-il surtout d'une question de survie, l'expert devra de toute nécessité rechercher la valeur de l'intoxication par la détermination du coefficient d'empoisonnement.

Pourquoi, d'ailleurs, dans chaque expertise de ce genre, ne pas rechercher de façon systématique ce coefficient d'empoisonnement? Outre son application aux cas médico-judiciaires, c'est là le seul moyen d'éclairer un point encore obscur et qui touche aux problèmes les plus élevés de la pathologie générale, à savoir : l'étude des susceptibilités individuelles vis-à-vis de l'oxyde de carbone.

Ce sera la division même de ce chapitre. Dans une première partie, nous dirons ce qu'est le coefficient d'empoisonnement, puis nous essaierons d'élucider la question des susceptibilités individuelles. En terminant, nous avons cru bon d'ajouter quelques mots sur ce que l'on pourrait appeler les morts subites dans l'asphyxie par l'oxyde de carbone.

Le coefficient d'empoisonnement.

Nous empruntons l'étude de la détermination du coefficient d'empoisonnement à l'ouvrage *l'Oxyde de carbone* du professeur Gréhant.

Quelques notions préliminaires sont nécessaires.

Supposons 100 centimètres cubes de sang venant de passer par les poumons. Ils ont absorbé de l'oxygène. La quantité varie peu pour un individu donné ; elle est, par exemple, de 25 centimètres cubes. Est-ce là tout le pouvoir absorbant de ce sang ou bien est-il capable de fixer encore de l'oxygène ? Oui, car il reste de l'hémoglobine libre et Gréhant a montré que chez un chien 100 centimètres cubes de sang fixaient en passant par les poumons 16 c.c. 3 d'oxygène alors qu'artificiellement agités avec de l'oxygène, ils en renfermaient 26 c.c. 8.

Ces 26 c. c. 8 constituent la capacité respiratoire et le rapport $\frac{16.3}{26.8}$ à peu près égal à $\frac{3}{5}$ « donne une mesure exacte de l'effet utile de la respiration pulmonaire du chien, quant à l'absorption de l'oxygène. »

Fait important : cette loi s'applique exactement à la respiration de l'oxyde de carbone ; ce dernier remplace l'oxygène « volume à volume. »

Jamais Gréhant n'a rencontré de sang complètement oxycarboné : « Si, dit-il, la capacité respiratoire du sang normal était 25, 20 ou 21 centimètres cubes de CO avaient été fixés par le sang. » Il reste donc dans le sang une certaine quantité d'hémoglobine libre.

Dans un cas d'empoisonnement par l'oxyde de carbone, il faudra par conséquent considérer trois choses :

1° Le volume de l'oxyde de carbone contenu dans le sang ;

2° Le volume de l'oxygène que renfermait encore le sang artériel ;

3° Le volume d'oxygène qu'aurait pu absorber l'hémoglobine restant à l'état libre.

Ce dernier s'évaluera aisément par la mesure de la capacité respiratoire du sang et l'on aura le rapport :

$$\frac{CO}{Ch}$$

qui constitue le coefficient d'empoisonnement.

L'exemple suivant rapporté par Gréhant, fera mieux comprendre la question.

Un chien est intoxiqué par respiration dans un mélange d'air et d'oxyde de carbone à 1 pour 100. Dix-neuf minutes après le début de l'empoisonnement, on prend dans une artère carotide deux échantillons de sang. De l'un, on extrait les gaz et l'on obtient par les procédés habituels :

Acide carbonique	16 c. c. 7
Oxygène	2 c. c. 1
Oxyde de carbone	22 c. c. 6

La mesure de la capacité respiratoire sur l'autre échantillon a donné 3 c.c. 8 d'oxygène. Le sang était donc encore capable de fixer 3,8 — 2,1 = 1 c.c. 7 d'oxygène.

Et nous avons :

$$\frac{CO}{CR} = \frac{22,6}{3,8} = 5,9$$

qui est le coefficient d'empoisonnement.

Il est un autre rapport auquel Gréhant semble attacher une grande importance. C'est le rapport du volume de l'oxyde de carbone combiné avec l'hémoglobine au volume de l'oxygène que renfermait encore le sang artériel juste au moment de l'arrêt respiratoire. C'est le suivant :

$$\frac{CO}{O} \text{ qui dans l'exemple précédent} = \frac{22,6}{2,1} = 10,8$$

Il « caractérise l'empoisonnement. »

Appliquons maintenant ces données à nos deux observations (Nous en donnons la suite telle qu'elle a été publiée).

Cadavre de la sœur A...

(celui qui présentait les signes cadavériques complets).

Sur le volume restant de sang, on détermine la capacité respiratoire, c'est-à-dire le volume d'oxygène que 100 c.c. de sang peuvent encore absorber. On mesure 30 c.c., on agite avec l'oxygène pur, on centrifuge de manière à éliminer les bulles de gaz incluses, On prélève 25 c.c. et on fait passer ce volume de sang dans un ballon vide sans acide. On extrait les gaz à 40°, le bain-marie étant réglé pour cette température. L'oxygène seul et l'acide carbonique sont obtenus dans ces conditions d'extraction ; on trouve :

Volume de gaz total.	3 c.c. 85
Après la potasse	3 c.c.
Après l'acide pyrogallique . .	0 c.c. 8
Oxygène.	2 c.c. 2

Ceci pour 25 c.c. de sang. Pour 100, 8 c.c. 8.

On fait une seconde analyse, dans les mêmes conditions, sur 25 c.c. de sang, extraction des gaz à 40° sans acide phosphorique, puis l'extraction finie, addition de 25 c.c. d'acide phosphorique à 45° B. et le bain-marie étant porté de 40° à 100°, maintien de l'ébullition pendant trente minutes. Les gaz sont extraits et réunis dans la même cloche. L'analyse donne :

Volume de gaz total.	non déterminé
Après la potasse	7 c.c. 35
Après l'acide pyrogalique . . .	5 c.c. 15
Oxygène	2 c.c. 2

On passe sur l'eau.

Volume.	5 c.c. 15
Introduction de chlorure cuivreux	0 c.c. 75
Oxyde de carbone	4 c.c. 4

Soit p. 100 :

Oxyde de carbone. $4,4 \times \frac{100}{25} = 17$ c.c. 6

Oxygène . . . . . $2,2 \times \frac{100}{25} = 8$ c.c. 8

Les chiffres pour l'oxygène concordent absolument. ceux pour l'oxyde de carbone 17.8 et 17.6 donnent la moyenne 17 c.c, 7.

Cadavre de la demoiselle S...

Au colorimètre de Duboscq, on trouve que le sang de la demoiselle S... contient la même quantité d'hémoglobine que le sang de la demoiselle A... On fait quatre déterminations :

les épaisseurs de sang correspondant à l'intensité de l'étalon sont successivement en millimètres :

4 ; 3,9 : 4 ; 4,1 : moyenne 4.

Les volumes d'oxygène que pouvait fixer le sang à l'état normal sont donc les mêmes. On peut ainsi déterminer indirectement la capacité respiratoire de la demoiselle S... au moment de la mort.

	Oxyde de carbone p. 100 de sang	Capacité respiratoire au moment de la mort	Capacité respiratoire normale
	—	—	—
Demoiselle S...	13,8	12,7	26,5
Sœur A.... . . .	17,7	8.8	26.5

La recherche des coefficients d'empoisonnement devient fort simple.

$$\text{Demoiselle S...}\ \frac{CO}{CR} = \frac{13,8}{12,7} = 1,09$$

$$\text{Sœur A......}\ \frac{CO}{CR} = \frac{17,7}{8.8} = 2.01$$

Remarquons simplement, en passant, la différence considérable qu'il peut y avoir dans le coefficient d'empoisonnement de deux individus, intoxiqués dans les mêmes circonstances, fait qui met en valeur l'importance considérable des susceptibilités individuelles.

Les susceptibilités individuelles.

Ce qu'indique, en somme, le coefficient d'empoisonnement, c'est le rapport entre l'envahissement globulaire du sang par l'oxyde de carbone et la résistance que l'organisme a été capable de lui opposer.

Grâce à la recherche systématique du coefficient d'empoisonnement dans les cas médico-légaux, jointe à des autopsies scrupuleusement faites, il sera peut-être possible un jour, d'établir des limites entre lesquelles le coefficient sera normal. Ce qui revient à dire que pour un individu sain, doit exister une certaine quantité d'oxyde de carbone assez fixe susceptible d'entraîner la mort.

La chose a plus d'importance qu'il ne semble au premier abord. On peut très bien imaginer le cas médico-légal suivant : Dans un atelier, une certaine quantité d'oxyde de carbone pénètre par hasard dans l'atmosphère ; cette quantité est infime et si elle incommode un individu normal, elle ne met pas sa vie en danger. Par contre, un ouvrier présentant une de ces susceptibilités dont nous allons parler est gravement atteint et succombe. L'autopsie est faite, l'oxyde de carbone découvert et la famille de la victime demande dommages-intérêts au directeur de l'usine. Le même cas se présentera lorsque dans une maison un locataire aura trouvé la mort par suite du mauvais fonctionnement d'une cheminée, par exemple. Ces sortes de procès deviennent de plus en plus fréquents. Dans l'affaire qui nous occupe de la demoiselle S... et de la sœur A..., le gérant de l'immeuble avait été condamné dans un premier jugement, étant déclaré « pénalement responsable des fautes et négligences qu'il a personnellement commises. » Il fut acquitté en appel parce qu'à « aucune époque de sa location la demoiselle S... n'avait fait la moindre réclamation et que rien ne pouvait déceler au gérant la communication des gaines de cheminées. »

Quoi qu'il en soit, si le propriétaire de l'usine ou de la maison peut être rendu responsable de la présence de l'oxyde de carbone dans l'atmosphère de ses locaux, il ne peut l'être des altérations organiques de la victime, ayant facilité la tâche du toxique et provoqué la mort. Le criterium indiquant la part de l'oxyde de carbone et celle des susceptibilités individuelles ne pourra être que le coefficient d'empoisonnement de la victime comparé au coefficient normal.

Quelles sont donc les modifications physiologiques ou pathologiques capables de créer des susceptibilités spéciales vis-à-vis de l'oxyde de carbone ? On a parlé souvent d'idiosyncrasies. Ce mot n'explique rien et ne mérite pas qu'on s'y arrête.

Rappelons comment il faut envisager l'empoisonnement par l'oxyde de carbone. Ce dernier est un poison globulaire, il soustrait une partie du sang à l'hématose, son action équivaut en somme à une saignée. Cette simple action sur le sang est tellement certaine qu'elle nous donne l'explication du fait suivant, c'est que si l'oxyde de carbone « est terrible pour les mammifères, il n'a pas d'influence sur les batraciens et reste sans action sur les êtres inférieurs (Roger). »

Cette conception nous conduit à rechercher les conditions dans lesquelles un organisme sera dans un état d'infériorité pour supporter une telle modification de son milieu sanguin : la soustraction de son oxygène.

Envisageons successivement l'influence de l'âge, du sexe, de la constitution de l'individu, des maladies.

L'enfant et le vieillard supportent mal l'intoxication oxycarbonée. Chez l'enfant, la nutrition est trop active, les échanges sont proportionnellement plus considérables que chez l'adulte et l'on conçoit que la moindre perte d'oxygène lui soit fatale. Le vieillard, au contraire, a une nutrition ralentie : « La composition du milieu sanguin est modifiée dit Le Noir, et caractérisée par la diminution des globules, de la fibrine, de l'hémoglobine, par l'affaiblissement de la capacité respiratoire, tandis que les matières extractives, la cholestérine, l'urée sont augmentées, c'est-à-dire que les éléments actifs qui concourent à la vie des cellules sont diminués et les matériaux excrémentitiels augmentés ; l'état physique des artères, le rétrécissement des petits vaisseaux concourent à restreindre encore la nutrition de la cellule. » Il est bien évident, que si le plus important des éléments actifs concourant à la vie cellulaire, l'oxygène, vient à faire défaut, la mort suivra rapidement, étant donné surtout que « la résistance affaiblie du vieillard ne permet ni le surmenage, ni l'effort nécessaire à la guérison (Le Noir). »

Il a toujours été constaté que les femmes résistaient mieux que les hommes à l'asphyxie, et en particulier à l'asphyxie par l'oxyde de carbone.

Nous avons assimilé celle-ci à une perte de sang et il est curieux de lire dans Dupuytren la phrase suivante : « Il est d'observation que les femmes peuvent supporter de plus grandes pertes de sang que les hommes, comme si la nature en les assujettissant à des flux de sang périodiques et à des pertes plus grandes encore lors de la parturition, avait mis en elle une force de reproduction plus forte. »

Nous reviendrons en détail sur ce sujet à propos des questions de survie.

La question des susceptibilités individuelles dues à des états constitutionnels ou à des tares organiques est délicate. Le champ des hypothèses est vaste, et le problème ne peut être résolu que par une longue suite d'observation et d'expériences.

Il semble toutefois que dans la lutte contre l'empoisonnement globulaire par l'oxyde de carbone, la part la plus considérable doit revenir aux organes hématopoïétiques, chargés de régénérer le sang. Toute lésion de ces organes sera une cause d'infériorité, qu'il s'agisse du foie, de la rate, des ganglions lymphatiques et même du rein ; elle supprimera la « poussée hématoblastique », fonction nécessaire de la rénovation du sang.

Dans l'observation de la demoiselle S..., chez qui le coefficient d'empoisonnement est faible, nous relevons tous les symptômes de l'involution sénile, en particulier des reins considérablement atrophiés et kystiques.

Mais il reste beaucoup à faire pour élucider complètement le point des susceptibilités individuelles. Outre les autopsies minutieuses et la recherche des coefficients d'empoisonnement dans les cas médico-légaux, il y aurait lieu de faire des expériences sur les animaux. Il suffirait de provoquer chez eux des lésions bien déterminées, de pratiquer des ablations d'organes puis de les soumettre à l'intoxication oxycarbonée. La recherche du coefficient d'empoisonnement aboutirait alors aux conclusions les plus intéressantes.

Les morts subites par l'oxyde de carbone.

« La mort subite vraie est un accident imprévu dans une maladie inconnue qui a évolué sans éveiller l'attention. » Telle est la définition qu'en a donné Brouardel. Dans l'asphyxie par l'oxyde de carbone, évoluant chez un sujet sain, aussi rapide que soit la mort, le processus clinique et les signes cadavériques ne peuvent passer inaperçus ; il n'y a pas mort subite au sens médico-légal du mot. Mais si, nous rappelant les susceptibilités individuelles, nous remarquons qu'une quantité d'oxyde de carbone incapable même de donner des signes physiques sur le cadavre est susceptible d'entraîner la mort, nous retrouvons à cette mort tous les caractères de la définition : « L'accident imprévu dans la maladie inconnue qui a évolué sans éveiller l'attention. »

Ce n'est pas qu'une hypothèse. Le cas que nous avons cité de la demoiselle S... est des plus démonstratifs. Le médecin chargé de constater le décès avait bien dit : mort subite, mais la cause lui avait échappé. Et l'on peut se demander combien de victimes de l'oxyde de carbone sont ainsi rangées sous l'étiquette ordinaire des embolies ou des ruptures d'anévrismes !

Que faut-il, en effet, pour réaliser une mort subite par l'oxyde de carbone ?

Il faut d'abord le gaz toxique, et nous le trouvons partout. « En première ligne des poisons volatils, dit Roger, se place l'oxyde de carbone, auquel tout le monde est constamment soumis dans les conditions actuelles de la vie. L'oxyde de carbone est versé à flots dans l'air des grandes villes qui peut en contenir jusqu'à 1 pour 10.000. Les cheminées d'habitation et surtout les usines en rejettent par jour des millions de kilogrammes. » Et si l'on peut s'asphyxier en plein air, que dira-t-on de l'atmosphère des habitations avec nos moyens de chauffage et d'éclairage ! Un fait nous semble frappant. Une des conclusions de la thèse de Legros (Lyon, 1894), sur la pathogénie des morts subites est la suivante : « C'est généralement dans les mois froids et au moment des brusques changements de température et de pression atmosphérique que les morts subites sont les plus fréquentes. » Or, c'est dans les mois froids que l'oxyde de carbone est produit partout en quantité considérable et c'est au moment des brusques changements de température et de pression que « les cheminées tirent mal » et que le gaz toxique se répand dans l'atmosphère de nos demeures pour y faire des victimes.

Quelles seront ces victimes méconnues ? Ce seront tous les tarés dont nous avons parlé au chapitre précédent, les vieillards, les malades. Ce seront aussi les « candidats à la mort subite » du professeur

Lacassagne et parmi eux surtout les porteurs d'adhérences pleurales, puisque chez eux « l'insuffisance pulmonaire est latente. »

De ce court exposé nous arrivons aux deux conclusions suivantes :

1° Pour affirmer la cause réelle d'une mort subite, il faut pratiquer l'autopsie.

2° Lorsqu'on sera en présence d'un cas de mort subite, sans cause apparente, si l'on est à l'une de ces périodes de changement de pression atmosphérique, l'expert devra songer à l'asphyxie par l'oxyde de carbone, bien qu'aucun des fameux signes classiques ne soient présents. Il fera l'autopsie, examinera le sang au spectroscope, enverra 100 grammes de ce sang dans un laboratoire de chimie et ses efforts seront souvent récompensés par la confirmation de son diagnostic.

En terminant, et bien que ce soit sortir un peu de notre sujet, nous tenons à faire remarquer combien il est regrettable que les règlements d'hygiène publique soient insuffisants ou qu'ils soient mal appliqués au sujet du fonctionnement des appareils de chauffage dans les habitations des villes. L'article 8 de l'ordonnance de police du 30 septembre 1875 applicable à Paris dit que : « Tout conduit de fumée doit, à moins d'autorisation spéciale, desservir un seul foyer et monter dans toute la hauteur du bâtiment sans ouverture d'aucune sorte dans tout son parcours. » L'application généralisée de cette règle supprimerait certainement un grand nombre des causes d'asphyxie par l'oxyde de carbone.

CHAPITRE III

Les questions de survie dans les asphyxies par l'oxyde de carbone.

Rappelons brièvement ce qu'est la question de survie. Deux personnes doivent succéder l'une à l'autre, elles meurent dans un même accident ; le problème est de savoir laquelle est morte la première afin de liquider la succession.

La solution de ce problème est évidemment tout entière dans les circonstances de fait. Et dans la question des asphyxies par l'oxyde de carbone, ce que nous aurons à nous demander, c'est quelles pourront être les circonstances de fait capables de déterminer l'expert à conclure pour le prédécès de l'une ou l'autre des victimes. On comprend la variété infinie des cas qui peuvent se présenter. Il est matériellement impossible de les prévoir et l'on serait tenté d'abandonner toute règle théorique pour laisser libre champ à la sagacité de l'expert.

Pourtant, au milieu des circonstances particulières à chaque cas, des sortes de règles semblent s'être établies. C'est ainsi que dans toutes les expertises de ce genre tant anciennes que modernes, on trouve dans les rapports des conclusions tirées de la situation relative des individus dans l'atmosphère toxique, de leur âge, de leur sexe. Il importe donc de savoir si de telles considérations sont justifiées et dans quelle mesure elles le sont,

Mais nous irons plus loin. A notre époque d'expérimentation à outrance, où toutes les questions scientifiques semblent devoir trouver leur solution au laboratoire, certains experts ont voulu trancher des questions de survie par des expériences sur les animaux. C'est une voie dangereuse et dans le cas particulier des asphyxies par l'oxyde de carbone, nous verrons combien il faut être prudent.

Nous basant sur des procédés plus sûrs, nous essaierons de faire application du coefficient d'empoisonnement aux cas de survie, mais surtout, nous résumerons les connaissances actuelles sur les constatations cadavériques de la mort lente et de la mort brusque. C'est là, croyons-nous, le criterium le plus sûr pour trancher les questions de survie quelles qu'elles soient.

Dans la courte étude qui va suivre, nous aurons souvent l'occasion de rappeler l'affaire Tarbé des Sablons. Pour éviter d'inutiles redites nous ne l'exposerons pas à nouveau (1). Dans cette affaire, malheureusement bien des données nous manquent, l'expertise chimique en particulier fait défaut. Mais dans la consultation médico-légale du professeur Lacassagne

(1) On en trouvera l'exposé complet avec le jugement dans les *Archives d'anthropologie criminelle* du 15 juillet 1903, et un court résumé dans la thèse d'Armbruster.

nous verrons comment il a été possible d'établir des présomptions médicales de la plus haute valeur en faveur du prédécès de M. Tarbé.

Influence de la situation relative des individus dans l'atmosphère toxique.

Dans une atmosphère envahie par l'oxyde de carbone, le danger est-il le même, que l'individu gise étendu sur le sol, qu'il soit placé sur un lit ou dans un endroit plus ou moins élevé? Le problème se pose souvent : l'accident a eu lieu pendant la nuit, l'une des victimes se sentant indisposée s'est levée pour aller à la fenêtre, elle est tombée sur le sol. C'est le cas de Zola.

Autrefois, lorsque l'on attribuait les accidents à l'acide carbonique, on comparait volontiers l'atmosphère d'une chambre envahie par les vapeurs de charbon à l'atmosphère de la « grotte du Chien » de Pouzzoles. On disait : l'acide carbonique est plus pesant que l'air, il descend à la surface du sol et c'est là que le danger est le plus grand. Vinrent les expériences d'Orfila. Ce dernier employa des bougies allumées et des oiseaux et conclut que les effets toxiques se manifestaient dans l'ordre suivant : en haut d'abord, en bas et enfin dans la zone intermédiaire. L'explication du phénomène était très simple ; les vapeurs de charbon d'une température élevée au moment de la combustion montent au plafond, s'y refroidissent, descendent rapidement en bas pour remonter ensuite.

Devergie fait une distinction. Il considère les gaz pendant la combustion et après la combustion. Le problème se complique et comme exemple nous citons de lui cette conclusion : « Si deux personnes sont placées, l'une sur le sol de la chambre, l'autre à une hauteur de trois ou quatre pieds, celle-ci ne pourra pas être asphyxiée tandis que la première succombera, s'il est reconnu que la quantité de charbon qui a été brûlée était insuffisante pour rendre la totalité de l'air non respirable pendant que la combustion s'en opérait, mais suffisante pour former à la partie inférieure de la pièce une couche d'acide carbonique qui une fois le refroidissement de l'atmosphère arrivé rend délétères, à une certaine hauteur, les couches d'air les plus inférieures. »

On opposa souvent à ces théories la loi de Dalton, qui conclut au mélange complet des gaz de poids spécifique différent lorsqu'ils communiquent entre eux.

Actuellement, il nous semble que l'expert doit complètement abandonner les considérations précédentes. Les expériences d'Orfila ne s'appliquent pas à la grande majorité des faits. Nous savons, en effet, que l'oxyde de carbone est d'un poids spécifique sensiblement égal à celui de l'air. Lorsqu'il pénètre dans les appartements, il est le plus souvent déjà refroidi, il entre sous forme de courants de petit volume et ce qu'il importera de savoir, c'est la situation relative des victimes vis-à-vis de ces courants. Leur direction sera d'ordinaire facile à déterminer, le point de départ étant le plus souvent connu, qu'il s'agisse d'une bouche de calorifère ou de l'ouverture d'une cheminée. Il est bien évident que si l'une des victimes est trouvée sur le trajet de ces courants, il y aura de sérieuses présomptions en faveur de son prédécès.

Une autre considération d'égale importance est la situation des individus par rapport aux courants d'air pur venant de l'extérieur. La position de la tête devra être notée avec soin et l'expert remarquera si elle est placée près d'une fenêtre, d'une porte, ou même d'une fissure communiquant au dehors. Ces diverses circonstances auront pu retarder la mort, elles ont quelquefois suffi à sauver la vie.

Dans sa consultation sur l'affaire Tarbé des Sablons, M. Lacassagne fait remarquer que par sa situation M. Tarbé était plus directement en rapport avec les courants d'oxyde de carbone, que surtout il avait séjourné dans le petit cabinet d'où s'échappait le toxique, tandis que Madame, plongée dans un état demi-syncopal, la tête cachée dans ses oreillers, devait être moins exposée au poison.

Influence de l'âge et du sexe.

L'influence de l'âge et du sexe dans les questions de survie est tellement ancrée dans l'opinion générale, que c'est sur elle seule qu'ont été basées les présomptions légales. C'est par cela même que les présomptions sont arbitraires, mais l'influence de l'âge et du sexe est pourtant indéniable et doit entrer en ligne de compte.

Nous avons déjà vu à propos des susceptibilités individuelles que le vieillard et l'enfant résistaient moins que l'adulte à l'asphyxie par l'oxyde de carbone. On pourra présumer que chez eux la mort a été plus rapide. Mais l'influence du sexe est plus importante : nous insisterons davantage.

Il n'est pas douteux que la femme résiste mieux que l'homme à l'asphyxie. C'est non seulement une impression, mais un fait d'expérience. Tous les auteurs sont d'accord sur ce point. Zacchias le répète souvent : *Mulieres ex respiratione multo minus lædi quam viros*. Et l'on trouve dans un de ses rapports : « Il faut tenir compte de l'effet des poisons sur la respiration qu'ils arrètent; or celle-ci est moins facilement lésée chez la femme que chez l'homme.

La nature a, en effet, donné aux femmes une large poitrine, parce que celle-ci doit porter les mamelles pour la nutrition de l'enfant. Aussi les femmes souffrent-elles moins de la strangulation que les hommes. Un poison agissant sur la respiration aura donc tué l'homme avant la femme. » (Traduction de M. Locard ; thèse Armbruster).

Fodéré insiste longuement sur la résistance de la femme à l'asphyxie et parle fort justement des « pertes subites de sentiment » qui la rendent « étrangère, dans cet état, aux corps environnants. » Il attribue la résistance de la femme à une « moindre nécessité de la respiration à cause d'un sang moins échauffé, moins carbonisé et moins chargé des détritus de l'action vitale, d'où il résulte que la femme souffre moins que l'homme du défaut de la respiration et du manque d'air oxygéné. »

Devergie a relevé la statistique suivante : Sur 184 asphyxies où 19 étaient doubles (homme et femme), trois personnes ont été sauvées et ce sont trois femmes. Dans les cas d'asphyxie unique, on a sauvé le quart des femmes et un cinquième des hommes seulement.

Un exemple intéressant est donné par M. Sardaillon dans le tome X des *Annales d'hygiène*. Il s'agit d'une asphyxie survenue chez trois personnes : le père, la mère et l'enfant, âgé de sept ans. L'enfant a succombé, le père a été péniblement rappelé à la vie, la femme a résisté à l'asphyxie, elle a appelé au secours et soigné son mari et son enfant,

Tourdes cite le fait suivant : une famille composée de trois hommes et de trois femmes : le père, deux fils, la mère, la fille et une domestique, restèrent pendant quarante heures dans une atmosphère infectée par le gaz d'éclairage. La mère seule échappa à la mort.

Causse, dans les *Annales d'hygiène*, rapporte l'asphyxie de trois personnes : le mari, âgé de soixante-trois ans, fort et robuste, la femme âgée de soixante-six ans et la belle-fille âgée de vingt-trois. Le mari seul succomba.

Dans la thèse d'Armbruster, on trouve le cas d'un homme âgé de trente-quatre ans et d'une femme âgée de vingt-huit ans, intoxiqués accidentellement dans leur chambre, par de l'oxyde de carbone et dans lequel la femme seule fut rappelée à la vie,

Enfin, le cas récent de Mme Zola, ayant échappé à l'asphyxie à laquelle succomba son mari, apporte une preuve de plus à cette opinion que la femme supporte mieux que l'homme la présence de l'oxyde de carbone dans l'atmosphère.

A quoi tient cette résistance? Nous avons donné les explications de différents auteurs. Nous pensons qu'il faut tenir compte de ces deux faits : d'abord que chez la femme, la quantité d'oxyhémoglobine est plus faible que chez l'homme, puis que, toutes proportions gardées, sa capacité pulmonaire est également moindre (1). L'absorption de l'oxyde de carbone se ferait donc plus lentement.

Mais n'exagérons pas la valeur de ces faits. « Il faut, dit Brouardel, garder dans cette question d'âge et de sexe les plus grandes réserves ; on ne doit rien affirmer et l'on ne doit pas appuyer ses conclusions sur des faits qui sont loin d'être constants. »

De l'expérimentation appliquée aux cas de survie.

En faisant l'étude du coefficient d'empoisonnement, nous avons dit nous-même combien des expériences sur les animaux seraient utiles à la solution du problème des susceptibilités individuelles. On

(1) Dans la thèse de notre camarade, le Dr Demonet, sur la capacité vitale, on trouve la moyenne suivante chez l'homme et chez la femme :

Homme	Femme	
3.912	2.747	La capacité vitale de l'homme égalant 100, celle de la femme est égale à 70,2.

(Thèse de Lyon, 1903).

comprend, en effet, l'intérêt de la comparaison des différents coefficients entre animaux de même espèce. Par analogie, l'application des résultats à l'homme est facile et justifiée. C'est ainsi que chez un homme présentant une lésion semblable à celle de l'animal en expérience, le coefficient d'empoisonnement pourra baisser par rapport à l'homme sain, comme celui de l'animal l'avait fait par rapport à l'individu sain de son espèce. C'est là de l'expérimentation dans un problème de pure physiologie, dans la recherche d'une loi biologique ; on conclut d'animal à animal et c'est seulement par analogie que les résultats sont appliqués à l'homme.

Autre chose est l'expérimentation appliquée aux cas particuliers de survie. Certains experts et M. Descoust en particulier dans l'affaire Tarbé des Sablons, ont placé des animaux dans la situation même des victimes, ils ont poussé le scrupule jusqu'à observer les différences de sexe ; ils se sont ingéniés à faire en quelque sorte la reconstitution de l'événement.

Des conclusions scientifiques tirées de procédés aussi puérils sont absolument impossibles. L'oxyde de carbone n'est pas en dehors de la règle générale : contre les causes morbides l'homme ne réagit pas de la même façon ni dans les mêmes proportions que l'animal. Qu'on se souvienne que le lapin, par exemple, supporte des doses considérables de belladone et que pour la plupart des animaux, la morphine n'est pas un hypnotique. Bien plus, les animaux ne sont même pas comparables entre eux et si les uns sont très sensibles à l'oxyde de carbone comme les souris (Haldane) et les oiseaux (Gréhant), d'autres supportent aisément son action, comme les poissons ou les grenouilles. L'oxyde de carbone entre d'ailleurs en combinaison avec l'hémoglobine et l'on sait par les phénomènes de cristallisation que les hémoglobines diffèrent suivant les espèces.

Dans son livre des *Asphyxies*, le professeur Brouardel n'affirme-t-il pas à ce sujet : « Nous ne sommes pas autorisés à tirer des conclusions médico-légales de phénomènes qui n'ont été observés que sur les animaux ; nous pouvons croire possibles ou probables certaines affirmations, nous n'avons pas le droit de le proclamer et de nous appuyer sur elles seules, nous ne pouvons conclure qu'en invoquant les faits observés sur l'homme lui-même. »

La conclusion de l'animal à l'homme serait-elle même possible, que nous rejetons de façon absolue toute tentative de cette reconstitution de l'événement. Dans les cas d'asphyxie par l'oxyde de carbone, tels qu'ils se présentent le plus souvent, l'expert est dans l'impossibilité matérielle de produire le gaz toxique dans les mêmes conditions que celles de l'accident. C'est, par exemple, une cheminée par où les vapeurs de charbon provenant d'un appartement voisin auront été refoulées. Les conditions atmosphériques de température et de pression auront changé, la combustion qui de nouveau donnera naissance aux vapeurs délétères ne suivra pas les mêmes alternatives ; les courants ne suivront plus la même direction.

L'expérimentation est donc inutile ; elle est dangereuse. Placé dans les meilleures conditions, l'expert ne pourra échapper à ce « déterminisme expérimental » qui n'a rien de commun avec la variété infinie des cas médico-légaux.

Arguments à invoquer en faveur du prédécès.

L'oxyde de carbone, avons-nous dit, tue par asphyxie ou par syncope.

Dans le cas de syncope, la mort sera subite ou lente : subite si l'inhibition a été suffisante pour provoquer uu arrêt définitif du cœur, lente si la syncope n'a fait qu'isoler en quelque sorte l'individu de l'atmosphère ambiante pendant un temps plus ou moins long. Dans les deux cas, les signes de l'intoxication oxycarbonée manqueront ; l'expertise chimique elle-même ne donnera souvent pas de résultats, l'oxyde de carbone n'ayant pas été respiré par la victime en quantité suffisante. La question de survie n'aura sa solution que dans les constatations cadavériques de la mort lente et de la mort rapide. Nous en ferons l'étude à la fin de ce chapitre. Ajoutons que l'expert sera mis sur la trace de la syncope par le sexe de l'individu, ses antécédents pathologiques et spécialement son état nerveux.

Autre chose est la question de l'asphyxie proprement dite. Ici deux sortes de renseignements pourront être utilisés : les uns tirés des signes de l'intoxication même par l'oxyde de carbone, les autres tirés seulement des constatations de la mort lente et de la mort rapide.

A propos des premiers, on trouve dans Tourdes la phrase suivante : « En ce qui concerne la question de survie, la proportion de gaz contenu dans le sang peut fournir un indice, il en est de même de l'intensité des congestions. Si les signes de l'asphyxie prédominent, on peut supposer une mort plus lente. » Nous ne serons pas de cet avis. Qui dit asphyxie avec des congestions intenses dit mort rapide. Les symptômes relevés du côté de l'appareil respiratoire, de l'appareil digestif et du système nerveux relèvent d'un processus rapide dans son essence. Rappelons, une fois encore, nos deux observations : la sœur de charité A... est morte rapidement, c'est un fait. Entrée dans l'appartement à 11 heures du matin, elle y est trouvée morte à 3 heures de l'après-midi, Or, aucun des signes classiques ne manque sur son cadavre et le coefficient d'empoisonnement est élevé. La demoiselle S..., au contraire, a un coefficient faible, son cadavre ne présente nullement le syndrome asphyxique, et pourtant elle est morte lentement, comme nous le prouverons bientôt. Le rapprochement se fait de lui-même entre cette observation et le cas Tarbé des Sablons. M. Tarbé présentait les signes d'une asphyxie rapide, Mme Tarbé, au contraire, ne présentait aucun des caractères précédents : elle est morte lentement.

Ces faits concordent pleinement avec l'opinion de Gréhant. Parlant de la question de survie, il prend l'exemple de deux personnes (le mari et sa femme) victimes d'une asphyxie par l'oxyde de carbone. « Supposons, dit-il, que l'on trouve chez l'homme le rapport $\frac{CO}{CR} = \frac{18}{5} = 3{,}6$, chez la femme le rapport $\frac{CO}{CR} = \frac{61}{7} = 2{,}28$. On peut présumer que la femme a vécu un peu plus longtemps, parce que son coefficient d'empoisonnement est plus petit que celui de l'homme. » Le professeur Gréhant ajoute : « On ne peut arriver ainsi à une certitude absolue ; mais, sur ce sujet, la science est loin d'avoir dit son dernier mot. »

Nous conclurons en disant que la recherche du coefficient d'empoisonnement est appelée à rendre de grands services dans les expertises, au sujet des cas de survie. Un fait nous semble acquis : un coefficient élevé doit être une présomption sérieuse en faveur d'une mort rapide. Mais des expériences sont encore nécessaires et l'application médico-légale de ces données est à l'heure actuelle assez délicate.

Les arguments qu'il nous reste à invoquer dans la solution des questions de survie ne sont pas spéciaux à l'asphyxie par l'oxyde de carbone. Ils sont tirés des signes de la mort lente et de la mort rapide et sont applicables à toutes les questions de survie. Nous voulons parler de la constatation des caillots d'agonie et de l'épreuve de la docimasie hépatique.

Dans l'agonie, où, suivant l'expression du professeur Lacassagne, la vie ne continue à se manifester « qu'en vertu de la vitesse acquise », il se passe du côté de l'appareil circulatoire des phénomènes du plus haut intérêt. Ces phénomènes ont été bien étudiés en 1866 par Poullet dans ses *Recherches sur les caillots du cœur*.

Quand on pratique l'autopsie d'un cadavre, à l'ou

verture du cœur, on trouve généralement des caillots de couleur et de conformation variables. De ces caillots, les uns, élaborés pendant la période agonique, ont précédé la mort, les autres sont de simples coagulations sanguines *post mortem*. Si ces derniers seuls existent, il y aura lieu de supposer une mort brusque, tandis que la constatation des premiers sera la preuve indiscutable d'une agonie et par conséquent d'une mort lente.

Le problème se réduit à la question suivante : comment différencier les caillots d'agonie des coagulations *post mortem* ? Nous invoquerons pour y répondre les recherches de Poullet; ses conclusions basées sur des expériences minutieuses et bien conduites ont une valeur scientifique indéniable. « Tant que la vie persiste, dit Poullet, même pendant les morts apparentes, le cœur se contracte et chasse du sang dans nos vaisseaux. Pendant l'agonie, il le chasse moins fort, moins régulièrement... Les battements du cœur produisent dans les valvules de cet organe des déplacements incessants. Les caillots formés alors devront avoir les traces de ces modifications continuelles du vase dans lequel ils se forment. Après la mort, au contraire, le cœur lui-même est tombé sous l'empire des lois physiques : dans ce vase inerte, les caillots pourront se déposer et se stratifier dans la plus complète immobilité. » Le principal caractère d'un caillot agonique sera donc sa forme avec ses prolongements sigmoïdes et ses rétrécissements au niveau des orifices du cœur. D'autres caractères ne sont pas moins importants et nous envisagerons successivement la coloration des caillots, leur consistance et leur mode d'adhérence aux parois du cœur.

« En général, dit Poullet, les caillots noirs sont de formation récente. » Au bout d'un temps plus ou moins long, ils se décolorent peu à peu, passent par un état transparent, jaune citrin pour arriver à la période de décoloration complète. « Le caillot vieillissant, sa fibrine, constamment fouettée par les mouvements incessants des parois de l'organe qui le renferme arrive à se tasser. Le caillot perd alors jusqu'aux dernières traces de sa coloration primitive. »

Au point de vue de la consistance, résumons en disant que les caillots noirs sont d'une grande mollesse. Les caillots blancs sont parfois très durs, mais il faut noter ce fait important que ces derniers arrivés à leur maximum de consistance peuvent se ramollir au centre, jusqu'à production d'une certaine quantité de liquide.

Dernier caractère des caillots d'agonie : ils adhèrent souvent aux parois du cœur grâce aux colonnes charnues qu'ils ont emprisonnées dans leur trame.

Voilà donc, au point de vue médico-légal, des renseignements de la plus haute valeur : et rappelons que dans nos observations, sur le cadavre de la demoiselle S..., nous avons relevé un caillot d'agonie réunissant tous les caractères dont nous venons de parler, tandis que sur le cadavre de la sœur A..., le cœur ne contenait que quelques caillots noirs, friables et mous, simples *coagula post mortem*. A l'autopsie de Mme Tarbé, le caillot qui occupait le ventricule droit et mesurait 20 centimètres de long avec un prolongement dans l'artère pulmonaire était certainement un caillot d'agonie, preuve indiscutable d'une mort lente, présomption sérieuse en faveur de la survie.

Enfin, l'autopsie terminée, l'expert devra prélever 100 grammes environ du foie de la victime, afin de procéder à l'épreuve de la docimasie hépatique.

La docimasie hépatique est, à l'heure actuelle, bien connue. On en sait le principe : rechercher si le foie renferme du glycogène et du glucose et conclure de leur présence ou de leur absence à une mort brusque (docimasie hépatique positive) ou à une mort lente (docimasie hépatique négative). On a beaucoup discuté sur la valeur du procédé. Nous n'insisterons pas, de peur de sortir des limites de notre sujet. Mais il importe de bien préciser ce que MM. Lacassagne et Étienne Martin ont voulu demander à cette recherche. Il ne s'agit d'abord nullement d'un dosage qui n'aurait pas sa raison d'être, les variations du sucre contenu dans le foie variant d'un individu à l'autre dans des proportions considérables. Il s'agit d'une méthode sûre, rapide, à la portée de tous, en quelque lieu que ce soit. Partout il est facile de se procurer du noir animal, de la teinture d'iode et quelques gouttes de liqueur de Fehling. Et l'on sait qu'une putréfaction parfois même avancée n'est pas un obstacle à redouter.

Quant aux conclusions à en tirer, nous ne pouvons mieux faire que citer textuellement. M. Étienne Martin : « On se rendra compte que nous n'avons jamais voulu donner la docimasie hépatique comme preuve unique à invoquer de la mort rapide ou lente mais comme un élément d'appréciation pratique et excessivement sûr (lorsqu'on ne veut faire dire aux phénomènes que ce qu'ils peuvent indiquer) à ajouter aux moyens qui nous sont fournis par les constatations multiples faites à l'autopsie. La docimasie hépatique à elle, seule ne peut permettre de conclure elle est un complément indispensable d'une bonne autopsie. » (Étienne Martin, *Arch. ant. crim.*, 1902.)

Et lorsque l'expert aura réuni tous ces matériaux, quand après des autopsies minutieusement observées il connaîtra toutes les tares organiques des victimes et particulièrement celles qui prédisposent à la mort subite : quand il aura comparé les coefficients d'empoisonnement, précisé l'état des caillots du cœur et fait l'épreuve de la docimasie hépatique, que pourra-t-il conclure?

Bien rarement il aura trouvé une preuve directe, en quelque sorte mathématique du prédécès de l'une des victimes. Dans les questions de survie, peut-être plus qu'ailleurs, il faut savoir douter. Et l'expert devra terminer son rapport en disant, dans la grande majorité des cas, que les circonstances de fait mises en évidence constituent non pas une preuve certaine, mais des présomptions médicales précises de la plus haute valeur.

Des solutions judiciaires données aux questions de survie.

Le rapport de l'expert est terminé; il est remis aux magistrats. Supposons le cas le plus simple: l'expert est seul, il n'y a pas de contre-expertise. Qu'arrive-t-il? Au moment du jugement, les magistrats se trouvent en présence de deux alternatives: conclure en faveur des présomptions médicales de l'expert ou appliquer les présomptions légales (1).

Le rapport de l'expert, dans quelques détails qu'il soit entré et malgré toute l'attention qu'apportent généralement les magistrats à son étude, constitue un ensemble d'arguments qui échappent nécessairement à leur compétence. Habitués à des raisonnements précis et à des conclusions rigoureuses, ils cherche-

(1) Les articles du Code: 720, 721, 722 définissent ainsi les présomptions légales :

Art. 720. — Si plusieurs personnes respectivement appelées à la succession l'une de l'autre périssent dans un même événement sans qu'on puisse reconnaître laquelle est décédée la première, la présomption de survie est déterminée par les circonstances du fait et à leur défaut par la force de l'âge et du sexe.

Art. 721. — Si ceux qui ont péri ensemble avaient moins de quinze ans, le plus âgé sera présumé avoir survécu. S'ils étaient tous au-dessus de soixante ans, le moins âgé sera présumé avoir survécu. Si les uns avaient moins de quinze ans et les autres plus de soixante ans, les premiers sont présumés avoir survécu.

Art. 722. — Si ceux qui ont péri ensemble avaient quinze ans accomplis et moins de soixante, le mâle est toujours présumé avoir survécu lorsqu'il y a égalité d'âge ou si la différence n'excède pas une année. S'ils étaient du même sexe, la présomptio nde survie qui donne ouverture à la succession dans l'ordre de la nature doit être admise ainsi, le plus jeune est présumé avoir survécu au plus âgé.

ront dans le rapport une preuve mathématique qu'ils ne trouveront pas. Indépendamment de leur volonté, ils trouveront suspectes les conclusions d'un raisonnement qu'ils ne suivront pas ou qu'ils suivront mal, ils hésiteront à être juges de faits qui leur échappent et ne voudront pas engager leur responsabilité.

Au contraire, les présomptions légales sont nettes et précises. Elles constituent un cadre dans lequel rentrent à merveille tous les cas. Et si elles réalisent le summum de l'arbitraire, elles ont du moins le grand mérite d'être dans le Code.

Que dire de la situation du magistrat lorsque deux rapports sont en présence. Comment apprécier la valeur des arguments opposés ? Mais là s'ajoute encore un nouvel écueil.

Dans les affaires de survie, à côté des arguments purement scientifiques, s'en trouvent d'autres plus simples auxquels on serait tenté d'attacher une importance considérable et que le Tribunal relate avec soin. Ce sont, par exemple, les dépositions des témoins oculaires de l'accident ou encore les témoignages des domestiques pénétrant dans la chambre de leurs maîtres et les trouvant à l'agonie.

D'une façon générale, à moins de faits excessivement précis, les impressions des divers témoins ne signifient rien dans les affaires de survie. Nous allons en donner un exemple : Dans l'affaire Tarbé des Sablons, l'avis de toutes les personnes qui ont pénétré dans la chambre des époux Tarbé le matin du 14 décembre 1900 est à peu près le suivant : « Monsieur paraissait encore vivant, tandis que

Madame devait être morte. » Or, rappelons-nous le cas des jeunes filles asphyxiées à l'incendie de l'Opéra-Comique et dont nous parle Brouardel. Les parents se refusaient à croire à autre chose qu'à un état cataleptique, tant leur aspect extérieur était vivant. Supposons ces jeunes filles plongées dans un état syncopal, pâles, les yeux fermés. Les parents n'auraient pas hésité un instant à admettre la mort. Rien n'est plus vivant qne le cadavre qui vient de succomber à une asphyxie rapide ; ses yeux largement ouverts, son faciès congestionné en imposent à des gens d'ailleurs affolés, tandis que l'individu en proie à la syncope attendra vainement les soins qui auraient pu le rappeler à la vie.

Nous avons insisté sur cet exemple pour montrer combien pouvaient être suspectes les opinions mêmes des témoins oculaires.

Il y a donc dans la solution judiciaire des questions de survie des lacunes profondes. Les présomptions légales sont arbitraires ; les expertises médicales ne peuvent avoir toute leur portée scientifique.

C'est un fait que nous nous bornerons à constater.

CONCLUSIONS

I. — D'après les recherches récentes de Haldane et de Mosso, l'oxyde de carbone doit être considéré comme un pur poison globulaire. Il tue par soustraction simple des globules sanguins. Son action équivaut à une saignée ; rapide, elle asphyxie ; lente, elle anémie. Un troisième mode d'action est la syncope, à craindre surtout chez les cardiaques et les symphysés et due à un réflexe, au début de l'inhalation des vapeurs délétères.

II. — Au point de vue de la constatation sur le cadavre de la mort due à l'oxyde de carbone, le médecin expert se souviendra que :

1° La présence de signes cadavériques à la levée de corps et à l'autopsie n'est pas suffisante pour affirmer un diagnostic ; leur absence ne suffit pas à le rejeter ;

2° L'examen spectroscopique du sang, méthode sure et d'une grande simplicité dans un grand nombre de cas, devient d'une délicatesse extrême dans les cas douteux ; il peut aboutir alors à des conclusions erronées ;

3° L'extraction des gaz du sang est le seul procédé à l'abri de toute critique. L'expert ne devrait jamais le négliger.

III. — L'analyse chimique du sang permettra en outre d'établir, pour chaque victime, le *coefficient d'empoisonnement* de Gréhant. L'étude de ce coefficient, encore à ses débuts, est d'une importance capitale pour élucider la question des susceptibilités individuelles.

Dans les affaires médico-légales, sa recherche est désormais de la plus grande utilité.

IV. — Pour la solution des questions de survie, l'expert cherchera les présomptions en faveur du prédécès de l'une ou l'autre des victimes dans les circonstances de fait suivantes :

1° La situation relative des individus vis-à-vis de la source d'oxyde de carbone et vis-à-vis des courants d'air pur ;

2° Les différences d'âge et de sexe et les antécédents pathologiques des victimes ;

3° La comparaison des divers coefficients d'empoisonnement ;

4° Les constatations cadavériques de la mort lente et de la mort rapide en se basant surtout sur l'étude des caillots du cœur et l'épreuve de la docimasie hépatique.

INDEX BIBLIOGRAPHIQUE

ARMBRUSTER. — Questions de survie. Thèse Lyon, 1902.

BARTHÉLEMY et MAGNAN. — Intoxication par les vapeurs de charbon. *Annales d'hygiène et de médecine légale*, 1881, tome VI, p. 407.

CL. BERNARD. — Leçons sur les anesthésiques et sur l'asphyxie. Paris, 1875.

P. BERT. — Leçons sur la physiologie comparée de la respiration. Paris, 1870.

BRIAND et CHAUDÉ. — Manuel complet de médecine légale. Paris, 1879.

BROUARDEL. — Les asphyxies par les gaz, les vapeurs et les anesthésiques. Paris, 1896.

BROUARDEL. — La mort et la mort subite. Paris, 1895.

BROUARDEL et OGIER. — Le laboratoire de toxicologie. Paris, 1891.

BROUARDEL, DESCOUST et OGIER. — Un cas d'empoisonnement par CO. *Société de médecine légale*, 12 février 1894.

CAMUS et PAGNIEZ. — Fixation de l'oxyde de carbone sur l'hémoglobine du muscle. *Société de biologie*, 27 juin 1903.

CHAPUIS. — Précis de toxicologie, 1882.

COUTAGNE. — Précis de Médecine légale. Lyon, 1896.

DEVERGIE. — Médecine légale théorique et pratique. Paris, 1840.

FODÉRÉ. — Traité de médecine légale et d'hygiène publique. Paris, 1813.

GARNIER (L.). — Intoxication par CO. Disparition du gaz toxique du sang des victimes *Société de biologie*, 9 juin 1903.

GIRAUD. — L'empoisonnement par l'oxyde de carbone et les questions médico-légales qui s'y rattachent. Thèse Paris, 1882.

GRÉHANT. — Les poisons de l'air. Paris, 1890.

— L'oxyde de carbone. Paris, 1903 (Encyclopédie Léauté).

— *Comptes rendus de la Société de biologie*, année 1879.

— *Journal de l'anatomie et de la physiologie*, année 1889.

HALDANE. — *The Journal of Physiology*, 1895.

Hoffmann. — Atlas Manuel de médecine légale. Édition française, J. Vibert, Paris, 1899.
Hugounenq. — Traité des poisons. Lyon, 1891.
Lacassagne. — Traité de médecine légale, 1886.
— Vade-mecum du médecin expert, 1900.
— Affaire Tarbié des Sablons. *Archives d'anthropologie criminelle*, 15 juillet 1903.
Lacassagne et E. Martin. — De la docimasie hépatique. Lyon, 1899.
Lacassagne, E. Martin et Nicloux. — Étude de l'intoxication oxycarbonée. *Archives de l'anthropologie criminelle*, 1903.
Lancereaux. — Leçons de clinique médicale. Paris, 1894.
Legrand du Saulle. — Traité de médecine légale. Paris, 1874.
Legros. — De la pathogénie des morts subites au point de vue médico-légal. Thèse Lyon, 1894.
Morat et Doyon. — Traité de physiologie.
Mosso. — *Archives italiennes de biologie*, années 1900 et 1901.
Nicloux. — L'extraction de l'oxyde de carbone du sang coagulé. *Comptes rendus de la Société de biologie*, t. LV, p. 13, 10 janvier 1903.
Nobele (de). — Intoxication par l'oxyde de carbone. Rapport au Congrès de Bruxelles, 1895.
Orfila. — Traité de médecine légale. Paris, 1848.
— Traité de toxicologie. Paris, 1852.
Poullet. — Recherches sur les caillots du cœur. Thèse Montpellier, 1866.
Richardière. — L'empoisonnement par l'oxyde de carbone. *Gazette des hôpitaux*, 8 septembre 1894.
Richet. — Article : Asphyxie. Dictionnaire de physiologie.
Sachs. — Die kohlenoxyd vergiftung in ihrer klinischen, hygienischen und gerichtsarlichen Bedeutung. 1900, Mülhousen in Elsass.
Tardieu. — Étude médico-légale et clinique sur l'empoisonnement, 1875.
Tardieu et Bayard. — Affaire Driotton. *Annales d'hygiène* (1re série, 34), 1845.
Taylor. — Traité de médecine légale, traduit par Coutagne. Paris, 1881.
Tourdes. — Traité de médecine légale théorique et pratique. Paris, 1896. Article. Survie. Dictionnaire des sciences médicales.
Vibert. — Précis de médecine légale. Paris, 1893 ; Précis de toxicologie clinique et médico-légale. Paris, 1900.
Wolf. — Un cas particulièrement remarquable d'intoxication par l'oxyde de carbone (*Münch. med. Wochensch.*, 10 février 1903).

Lyon. — Imp. A. Storck et Cie, 8, rue de la Méditerranée

www.ingramcontent.com/pod-product-compliance
Ingram Content Group UK Ltd.
Pitfield, Milton Keynes, MK11 3LW, UK
UKHW020939180726
13838UKWH00003B/1030

9 782329 387697